U0380760

中等职业学校食品类专业"十一五"规划教材

食品营养

河南省漯河市食品工业学校组织编写

崔惠玲　主编

吕亚西　严佩峰　副主编

化学工业出版社

·北京·

本书是《中等职业学校食品类专业"十一五"规划教材》中的一个分册。

　　本书是一部关于食品营养与保健知识的实用技能型教材,包括食品的消化吸收、食品的营养强化、人体健康与保健食品、人体需要的能量和各种营养素、各类食品的营养价值及膳食指南与公众营养等内容。

　　本书是根据我国中等职业学校的发展需要和人才培养目标的要求而编写的,注重对学生综合职业能力和实践技能的培养。在教材内容的组织和编写过程中,紧紧把握以下原则:一是符合中职学生的实际知识水平,浅显易懂;二是密切联系食品生产、运输、销售的各个环节及人们的日常生活,尽力贴近专业和生活实际;三是突出时代特色,比较详细地介绍了食品营养与健康的新知识;四是坚持技能和突出实用。

　　本书既可以作为中等职业学校食品类专业的教材,也可以作为食品加工企业技术人员和注重营养与保健人士的参考用书。

图书在版编目(CIP)数据

　　食品营养/崔惠玲主编. —北京:化学工业出版社,2007.10 (2023.2重印)

　　中等职业学校食品类专业"十一五"规划教材

　　ISBN 978-7-122-01236-4

　　Ⅰ. 食… Ⅱ. 崔… Ⅲ. 食品营养-专业学校-教材 Ⅳ. R151.3

　　中国版本图书馆 CIP 数据核字 (2007) 第 151729 号

责任编辑:陈　蕾　侯玉周　　　　　　文字编辑:何　芳
责任校对:蒋　宇　　　　　　　　　　装帧设计:郑小红

出版发行:化学工业出版社 (北京市东城区青年湖南街 13 号　邮政编码 100011)
印　　装:涿州市般润文化传播有限公司
720mm×1000mm　1/16　印张 12¼　字数 238 千字　　2023 年 2 月北京第 1 版第 8 次印刷

购书咨询:010-64518888　　　　　　售后服务:010-64518899
网　　址:http://www.cip.com.cn
凡购买本书,如有缺损质量问题,本社销售中心负责调换。

定　　价:29.00 元

序

  食品工业是关系国计民生的重要工业，也是一个国家、一个民族经济社会发展水平和人民生活质量的重要标志。经过改革开放 20 多年的快速发展，我国食品工业已成为国民经济的重要产业，在经济社会发展中具有举足轻重的地位和作用。

  现代食品工业是建立在对食品原料、半成品、制成品的化学、物理、生物特性深刻认识的基础上，利用现代先进技术和装备进行加工和制造的现代工业。建设和发展现代食品工业，需要一批具有扎实基础理论和创新能力的研发者，更需要一大批具有良好素质和实践技能的从业者。顺应我国经济社会发展的需求，国务院做出了大力发展职业教育的决定，办好职业教育已成为政府和有识之士的共同愿望及责任。

  河南省漯河市食品工业学校自 1997 年成立以来，紧紧围绕漯河市建设中国食品名城的战略目标，贴近市场办学、实行定向培养、开展"订单教育"，为区域经济发展培养了一批批实用技能型人才。在多年的办学实践中学校及教师深感一套实用教材的重要性，鉴于此，由学校牵头并组织相关院校一批基础知识厚实、实践能力强的教师编写了这套《中等职业学校食品类专业"十一五"规划教材》。基于适应产业发展，提升培养技能型人才的能力；工学结合、重在技能培养，提高职业教育服务就业的能力；适应企业需求、服务一线，增强职业教育服务企业的技术提升及技术创新能力的共识，经过编者的辛勤努力，此套教材将付梓出版。该套教材的内容反映了食品工业新技术、新工艺、新设备、新产品，并着力突出实用技能教育的特色，兼具科学性、先进性、适用性、实用性，是一套中职食品类专业的好教材，也是食品类专业广大从业人员及院校师生的良师益友。期望该套教材在推进我国食品类专业教育的事业上发挥积极有益的作用。

食品工程学教授、博士生导师 李元瑞

2007 年 4 月

前　言

近年来，随着人们生活水平的不断提高，人们越来越重视食品的营养与保健，与此相反的是，目前人们的营养知识比较匮乏，极需要相关知识的传播和普及。在这种形势下，许多中等职业学校、高职高专相继开设了食品类专业，食品营养作为食品类专业的必修课程，越发显得重要。然而，目前国内尚缺乏一套适合中等职业学校食品加工专业学生使用的教材。为此，在河南省漯河市食品工业学校的组织下，由化学工业出版社出版了一套《中等职业学校食品类专业"十一五"规划教材》。本书作为该系列教材之一，可作为中等职业学校相关专业的教学用书，也可以作为食品企业技术人员和注重营养与保健人士的参考用书。本书包括食品的消化吸收、食品的营养强化、人体健康与保健食品、人体需要的能量和各种营养素、各类食品的营养价值及膳食指南与公众营养等内容。

本书由漯河职业技术学院崔惠玲任主编，漯河第一职业中专吕亚西、信阳农业高等专科学校严佩峰任副主编。本书的绪论由崔惠玲编写；第一章由漯河市食品工业学校的陈晓艳编写；第二章的第一节～第四节由漯河双汇集团的吕永林编写，第五节～第七节由漯河市食品工业学校的张艳鸽编写；第三章的第一节～第四节由崔惠玲编写，第五节～第七节由漯河职业技术学院浮吟梅编写；第四章由吕亚西编写；第五章由信阳农业高等专科学校严佩峰、魏宗烽编写；第六章由漯河郾城区农业局胥付生编写。本书在编写过程中得到了化学工业出版社和漯河市食品工业学校的大力支持，在此深表谢意。

由于编者水平所限，不当之处在所难免，恳请读者提出宝贵意见。

编者

2007 年 6 月

目 录

绪　　论

第一节　食品、营养与健康的关系

一、食品营养的基本概念

"民以食为天"，食物是人类赖以生存的物质基础，人体每天必须摄入一定数量的食物，才能维持自己的生命与健康，保证机体正常的生长、发育及从事各种活动。

（一）食品及其功能

1. 食品的定义和功能

食品是各种可供人类食用或饮用的成品、半成品和原料，以及传统意义上既是食品又是药品的物品，但是不包括以治疗为目的的药品。通常，我们把没有经过加工的食品物料统称为食物，经过加工后才食用的称为食品。

食品的功能至少有3个：一是饱腹，消除饥饿感；二是美味，满足人们的味觉享受；三是提供人体所需的营养素。另外，某些食品中的某些成分还具有调节人体新陈代谢、增强抗病能力和促进康复等作用，具有这种功能的食品通常称之为"功能性食品"。

2. 食品的分类

根据原料的来源，食品可分为动物性食品、植物性食品和食用菌类等。

根据营养特性，食品可分为谷类及其制品、大豆及其制品、果蔬及其制品、食用油脂类和糖、酒类以及肉、蛋、乳、鱼等。

根据食品在膳食中所占的比例不同，食品又有主食、副食之分。

（二）营养及营养素

人类从外界获取食物来满足自身生理需要的过程称为营养，包括食物的摄取、消化、吸收和体内利用等。食物经过消化、吸收和代谢，被用于维持人体各种生命活动。

营养素是指食物中含有的能保证人体生长、发育、繁衍和维持健康生活的物质。目前，已知的人体必需营养素有40～45种，可概括为七大类，包括水、蛋白质、脂肪、糖（或碳水化合物）、维生素、矿物质（或无机盐）和膳食纤维。其中，蛋白质、脂肪和糖在人体内经过氧化分解可产生热量，所以又称产热营养素。各种营养素密切联系、相互作用，满足机体对能量和物质的需求，共同参与生命活动的调节。

人体所需要的各种营养素必须从饮食中获得。自然界中，没有任何一种食物能包含人体需要的各种营养素，所以，人体必须同时摄取多种不同的食物，才能获取足够的营养素。为了保证营养素的质和量，我们必须合理安排每日膳食，同时，要尽量减少食品在加工、储藏过程中营养素的损失，并采取适当的措施尽力提高食品的营养价值。

(三) 膳食营养素参考摄入量

人体每天都需要从膳食中获取一定量的各种营养物质来维持生存、健康和社会生活，人体对营养素的需求量据年龄、体型、活动强度、生长发育情况、健康状况和生活环境而有所不同。如果某种营养素长期摄取不足，就可能发生相应的营养缺乏症；反之，如果摄入过量也会对健康造成一定的危害。

为了帮助人们安全地摄入各种营养素，避免营养缺乏或营养过多的危害，中国营养学会 2000 年 4 月开始使用"中国居民膳食营养素参考摄入量（DRI）"，作为保证我国人民身体健康的膳食质量标准。

DRI 是膳食营养素参考摄入量 dietary reference intakes 的简称，是一组每日平均膳食营养素摄入量的参考值，它是在"推荐的每日膳食营养素供给量（RDA）"的基础上发展起来的。

DRI 包括四项内容：平均需要量（EAR）、推荐摄入量（RNI）、适宜摄入量（AI）和可耐受最高摄入量（UL）。

1. 平均需要量

EAR 是平均需要量 estimated average requirement 的简称，指满足某一特定性别、年龄及生理状况群体中 50％个体需要量的营养素摄入水平。这就说明，EAR 水平是能够满足群体中 50％个体的但不能满足另外 50％个体的营养素需要水平。

2. 推荐摄入量

RNI 是推荐摄入量 recommended nutrient intakes 的简称，相当于传统使用的 RDA，是指满足某一特定性别、年龄及生理状况群体中绝大多数（97％～98％）个体需要量的营养素摄入水平。长期摄入 RNI 水平，可以维持组织中有适当的储备，保持身体健康。RNI 的主要用途是作为个体每日摄入该营养素的目标值。RNI 是以 EAR 为基础制定的。

3. 适宜摄入量

AI 是适宜摄入量 adequate intakes 的简称，指通过观察或试验获得的健康人群对某种营养素的摄入量。例如母乳喂养的健康婴儿，从出生到 4～6 个月内，他们所需要的营养素全部由母乳提供，所以，母乳中的营养素含量就是婴儿的 AI。AI 的主要用途是作为个体营养素摄入量的目标。

AI 与 RNI 相似之处是二者都用作个体摄入量的目标，能够满足目标人群中几乎所有个体的需要。AI 与 RNI 的区别在于 AI 的准确性远不如 RNI，有时可能高于 RNI。

4. 可耐受最高摄入量

UL 是可耐受最高摄入量 tolerate upper intakes level 的简称，指平均每日可以摄入该营养素的最高量。这个量对一般人群中的几乎所有个体都无任何副作用和健康危害。当摄入量超过 UL 并进一步增加时，损害健康的危险性随之增大。UL 是日常摄入量的高限，并不是一个建议的摄入水平。

如果某营养素的毒副作用与其摄入总量有关，则该营养素的 UL 就依据食物、饮水及补充剂提供的总量确定；若其毒副作用仅与强化食品和补充剂有关，则 UL 依据这些来源进行确定。

人体每天都需要从膳食中获得一定量的各种必需营养成分。当一个人群的平均摄入量达到 EAR 水平时，该人群中有半数个体的需要量可以得到满足；当摄入量达到 RNI 水平时，几乎所有的个体都不会发生缺乏症。摄入量在 RNI 和 UL 之间是一个安全的摄入范围，既不会缺乏也不会中毒。只有当摄入量超过 UL 水平并继续增加时，产生毒副作用的危险性才会随之增加。所以，食物、营养与人体生长发育和健康的关系密切。

二、食品营养对人体健康的影响

一个人生命的整个过程都离不开营养。人在胚胎时期从母体中吸取营养物质，此时，孕妇的营养不仅影响胎儿的正常发育，而且还会影响孩子一生的健康。

对婴幼儿和青少年而言，合理营养对他们的身体和智力发育起着决定性的作用；对中老年人来说，合理营养可以保持生命的持久活力，延缓机体的衰老过程，进而达到延年益寿的目的；对患者来说，合理营养可以增强机体对疾病的抵抗力，促进身体的康复。

所以，食品营养与人类的生长发育、智力、寿命、健康以及下一代的成长关系密切，主要表现在以下几个方面。

（一）促进生长发育

生长是指细胞的繁殖、增大和细胞数目的增多，表现为身体各部分、各器官、各组织变长、变大和质量的增加；发育是指身体各系统、各器官、各组织功能的完善。影响生长发育的因素有很多，主要有营养、运动、疾病、气候、社会环境和遗传等因素，其中营养占重要地位。

儿童青少年的生长发育水平与当时、当地的食物资源和食品供应状况密切相关。近年来，人们普遍认为人体的身高与饮食营养有关，如日本青少年的平均身高普遍比二次世界大战时期增加了 12cm 左右，我国儿童的身高、体重也较新中国成立之前有明显的增长，这都与膳食营养质量的提高有关。资料显示，日本 59 岁男性的平均身高较我国同龄男性低 2.6cm，但日本 18 岁学生的平均身高却比我国同龄学生高出 1.3cm，这与日本政府推行多种营养改善措施，尤其是在学校统一实施学生营养餐密不可分。

营养对胎儿及婴幼儿的生长发育影响更大。因为胎儿、婴幼儿的生长发育是个既有阶段性又有程序性的连续过程，各年龄阶段的发育过程按序衔接，前一年龄段的发育为后一年龄段奠定基础。因此，如果在任何一个年龄段产生营养问题，都将对随后阶段的发育产生不良后果，这种后果将直接影响到他们的最终生长发育水平和终身健康状态。2004 年媒体报道的"安徽省阜阳劣质奶粉"事件，主要是因为婴儿各方面营养摄入不足，尤其是蛋白质及钙、铁、碘、维生素 A 和叶酸等微量元素摄入不足，导致婴儿严重发育不良甚至死亡，这充分说明了营养对婴幼儿健康的重要性。

（二）防治疾病

充分、合理的营养可以增进健康，使人保持旺盛精力，使人战胜疾病、承担繁重的工作、缓解心理压力的能力增强。

营养不足（或营养缺乏）或过剩都会引起疾病。因营养不足（或营养缺乏）引起的疾病称为营养缺乏症，如缺铁性贫血、佝偻病、夜盲症等；由营养过剩引起的疾病叫"富贵病"，如糖尿病、胆结石、心血管疾病等。

（三）增进智力

营养对人的认知能力及智力的发育也有重大影响。调查显示，体内缺铁、锌等微量营养素的学生的智商比正常学生的智商（IQ）低 5～8 分，学习、工作能力下降 16.3%。

营养状况对早期儿童的智力影响较大。因为儿童时期是大脑发育最快的时期，需要有足够的营养物质，如 DHA（二十二碳六烯酸）、卵磷脂、蛋白质等，特别是蛋白质的供应，如果蛋白质摄入不足，就会影响大脑的发育，阻碍大脑的智力开发。

1980 年，联合国粮农组织（FAO）报告，有 1.5 亿非洲人面临饥荒，这些地方的孕妇由于营养不良，其子女的学习领会能力受到明显影响。瑞士曾对百余所小学进行调查，学习不用心、成绩较差的学生约有 50%处于贫血状态。

（四）增加机体免疫功能

免疫是机体的一种保护性反应，是维护机体健康的一种功能，营养与人体的免疫功能有密切的关系。营养不良者的免疫功能往往低于正常人，所以特别容易受到各种疾病的侵犯。

单种营养素缺乏或过多都会对机体的免疫功能产生影响，所以要全面均衡地摄入多种营养素。如多种维生素和矿物质都有提高机体免疫力的作用。

（五）促进健康长寿

人体的衰老是自然界的一个必然过程，长生不老只在神话故事中存在，但是，人们可以通过摄取均衡营养，达到延缓衰老、健康长寿的目的。食物中的维生素 C、维生素 E、β-胡萝卜、硒、锌等营养素都能清除体内的自由基，起到延缓衰老的作用。

我国目前 60 岁以上的老年人已达 1 亿，这个数字在今后的一段时间还会持续增长，我国人口的老龄化已成定局，到 21 世纪中叶，退休人口和工作人口的比例将从现在的 1：10 增加到 1：3，退休老年人的健康问题将成为关乎国家繁荣和社会稳定的一个基本国情问题。

第二节　我国食品营养工作的发展

一、我国食物与营养状况简介

（一）我国的食物生产与消费

1. 我国的食物生产与消费现状

20 世纪 90 年代以来，我国国民经济持续发展，人民生活水平不断提高，推进了食物需求的持续增长。目前，食物发展不仅具有良好的外部环境，而且科技已渗入食物发展的各个环节，并进一步拓宽了食物发展的空间。

① 食物综合生产能力显著增强。在粮食生产稳步增长的同时，肉、蛋、水产品以及水果、蔬菜生产都有了快速的增长，为人民生活水平提高奠定了坚实的物质基础。我国粮食的年均生产能力已达到 5 亿吨，人均粮食占有量达到 400kg 左右，此外，乳制品制造业、其他食品制造业、植物油加工业、屠宰及肉类、蛋类、水产品加工业等行业有长足的发展，液体乳连续几年表现出快速增长的可喜势头，是近年来发展势头最好的食品产业。

② 食物消费质量明显提高，肉、禽、蛋等动物性食物消费量增加。

③ 居民营养结构有较大改善，能量摄入基本稳定，蛋白质摄入量增加。

2. 当前食物生产与消费中存在的主要问题

目前存在的主要问题一是食物生产、消费不协调，二是食物质量、安全和卫生存在隐患，因为部分地区食物生态环境恶化，导致食物中的有害物质残留量超标，严重影响了人民的健康。

（1）食物生产、消费不协调，生产结构不能满足营养结构改善的需要

① 我国优质农产品比重偏低，奶类、大豆等含优质蛋白质的食物消费明显不足。全世界人均摄入的蛋白质中优质蛋白占 35％，中国平均优质蛋白占 26％，农村优质蛋白仅占 17.2％。

② 我国食品工业发展滞后、产品结构不合理。

一方面，我国食品工业与我国居民的营养需要相脱离，仍在朝着美味、方便和美观的方向发展。为了增添产品的美味，食品工业常添加过量的脂肪和糖，结果导致食品热量偏高；为了延长食品的保质期，食品工业常采用高热处理、添加防腐剂等措施，使食品的营养价值严重下降；为了提高食品的感官品质，食品工业不仅在不断提高食品加工的精细度，更是添加各种化学添加剂以改善食品的色泽，如面粉经反复碾磨筛选后，还要加入增白剂。这些加工措施使食品的营养价值再度下降。

另一方面，我国食品工业对农业食物资源的利用不够，造成营养资源浪费。比如米糠、麦麸、饼粕中含有丰富的维生素、脂肪酸或蛋白质，可以开发出多种营养食品，但在我国却长期得不到有效利用。

（2）食物的质量安全存在隐患　因为遭受工业和城市的污染，部分地区食物生产的环境恶化，而且生产过程中化肥、农药、兽药、饲料添加剂使用不当，加工中食品添加剂使用不尽合理，导致部分食物有害物质残留量超标，严重影响人民健康。

3. 我国食物生产与消费发展面临的新形势

① 居民生活水平不断提高，对食物多样化、优质化需求明显增加，对食物安全卫生要求不断提高。

② 居民食物消费正处于由小康向更加富裕转型的时期，急需对居民加强食物与营养的指导工作，促进居民形成良好的饮食习惯。否则，既会造成资源浪费，也可能会影响下一代甚至几代人身体素质的提高。

③ 世界经济和现代科技的发展，使国际食物与营养产业呈加速发展趋势，必须加快我国食物与营养工作，以跟上世界发展步伐。

（二）我国的居民营养与健康状况

我国曾于 1959 年、1982 年和 1992 年分别进行过三次全国营养调查。经历了数年经济的快速发展，居民的膳食模式发生了极大的改变，因此，2002 年 8～12 月，在卫生部、科技部和国家统计局的共同领导下，由卫生部具体组织各省、自治区、直辖市的相关部门在全国范围内开展了"中国居民营养与健康状况调查"，这是我国首次进行的营养与健康综合性调查。调查覆盖全国 31 个省、自治区、直辖市（不含香港、澳门特别行政区及台湾），历时一年，具有良好的代表性。

调查结果显示，随着经济的发展，我国城乡居民的营养状况有了明显改善，营

养不良和营养缺乏患病率继续下降；但因营养过剩而引发的健康问题日益凸现。我国居民的营养与健康状况目前正呈现出营养不足与营养过剩同时并存的更为复杂的局面。

1. 居民营养与健康状况明显改善

（1）儿童青少年生长发育水平稳步提高　婴儿平均出生体重为3309g，低体重出生率仅为 3.6％，已达到发达国家水平。全国城乡 3～18 岁儿童青少年各年龄组身高比 1992 年平均增加 3.3cm。

（2）儿童营养不良患病率显著下降　5 岁以下儿童生长迟缓率为 14.3％，比1992 年下降 55％；儿童低体重率为 7.8％，比 1992 年下降 57％。

（3）居民贫血患病率有所下降　城市男性发病率由 1992 年的 13.4％下降到10.6％；城市女性发病率由 23.3％下降到 17.0％；农村男性发病率由 15.4％下降至 12.9％；农村女性发病率由 20.8％下降至 18.8％。

2. 居民营养与健康问题不容忽视

（1）一些营养缺乏病依然存在　儿童营养不良在农村仍然比较严重，少数贫困农村更严峻。此外，农村婴儿辅食添加不合理问题尤为严重。铁、维生素 A 等微量营养素缺乏是我国城乡居民普遍存在的问题。

（2）高血压、糖尿病、肥胖、高血脂等与营养相关的慢性疾病患病率上升迅速

① 高血压患病率有较大幅度升高。我国 18 岁及以上居民高血压患病率为18.8％，估计有 1.6 亿人患高血压。与 1991 年相比，患病率上升 31％，患病人数增加约 7000 多万人。农村患病率上升迅速，城乡差距已不明显。

② 糖尿病患病增加。我国 18 岁及以上居民糖尿病患病率为 2.6％，估计有2000 多万人血糖异常。而且，城市患病率明显高于农村。

③ 超重和肥胖患病率呈明显上升趋势。我国成人超重率为 22.8％，肥胖率为7.1％，估计有 2.0 亿人超重，有 6000 万人肥胖。大城市成人超重率与肥胖率分别高达 30.0％和 12.3％，儿童肥胖率已达 8.1％，应引起高度重视。与 1992 年相比，成人超重率上升 39％，肥胖率上升 97％，预计今后肥胖患病率将会有较大幅度增长。

④ 血脂异常值得关注。我国成人血脂异常患病率为 18.6％，估计有 1.6 亿人血脂异常。值得注意的是，血脂异常患病率中老年人较多，城乡差别不大。

⑤ 膳食营养和体力活动与相关慢性病关系密切。调查结果表明，膳食高能量、高脂肪和少体力活动者发生超重、肥胖、糖尿病和血脂异常的可能性较大；高盐饮食者与高血压的患病风险密切相关；饮酒与高血压和血脂异常有很大的相关性。

尤其需要注意，脂肪摄入较多而体力活动较少的人，患上述各种慢性病的危险较大。

总之，我国居民的营养健康状况仍不容乐观，正经受着营养不足和营养失衡两

类营养不良的双重挑战。一方面，我国农村儿童还存在许多营养缺乏问题，主要为蛋白质-热量营养不良，农村儿童的身高、体重均低于世界卫生组织确定的指标，贫困地区尤其是山区，维生素 A、维生素 C、碘缺乏非常普遍。而与此同时，城市居民因营养过剩导致的慢性疾病正在快速增加，肥胖儿童近年来不断增加，与膳食营养因素有关的高血压、高血脂、糖尿病、癌症等发病率不断上升。

早在 1998 年，中国社会科学院曾在一份调查报告中提出，中国可能在 2015 年左右出现营养失衡带来的居民健康问题。现在看来，这一问题的到来比预测提前了10 年。

目前，中国处于"文盲不断减少，科盲引起重视，营养盲非常严重"的阶段。日本每 300 人就有一个营养师，中国 13 亿人才有 3000 名营养师。所以，营养知识的宣传和普及、专门营养人才的培养已经迫在眉睫，我国食物与营养工作形势依然严峻。

二、我国食物营养工作未来的任务

《中国食物与营养发展纲要（2001～2010 年）》（以下简称《纲要》）指出，今后食物与营养发展必须适应我国人民生活水平提高及营养改善的要求，全面推进、建设现代食物生产、加工和市场体系，调整、引导我国食物结构朝着营养、卫生、科学、合理的方向发展，使我国居民的食物消费和营养水平有较大提高。

（一）食物与营养发展的基本原则

食物与营养发展的基本原则可以概括为"五个坚持"：

① 坚持食物生产与消费协调发展的原则，适应居民营养改善的需要。建立以农业为基础、以食品工业为龙头的现代食物产业体系。

② 坚持食物资源利用与保护相结合的原则。合理开发利用各种食物资源，实现可持续发展。

③ 坚持食物质量与安全卫生管理相结合的原则。加强对食物质量的监测和管理，全面提高食物质量和安全卫生水平。

④ 坚持优化结构与预防疾病相结合的原则。调整优化食物与营养结构，预防营养性疾病，提高全民营养与健康水平。

⑤ 坚持继承和创新相结合的原则。发扬中华饮食文化的优良传统，全面提高食物发展的科技水平，走有中国特色的食物与营养发展道路。

在食物与营养发展目标上，《纲要》提出了营养水平、食物消费水平、食物供给水平和降低营养不良性疾病等 4 个指标，并对全国居民、城乡居民分别提出了相应指标。

（二）2010 年食物与营养发展的总体目标

（1）保障合理的营养素摄入量 人均每日摄入能量为 9.6MJ（供给能量为

10.09MJ)，其中 80％来自植物性食物，20％来自动物性食物；蛋白质 77g，其中 30％来自动物性食物；脂肪 70g，提供的能量占总能量的 25％；钙 580mg、铁 23mg、锌 12mg、维生素 B_1 1.2mg、维生素 B_2 1.4mg、维生素 A 775μg。

（2）保障合理的食物摄入量　人均每年主要食物摄入量为：谷物类 155kg、豆类 13kg、蔬菜 147kg、水果 38kg、食用植物油 10kg、食糖 9kg、肉类 28kg、蛋类 15kg、奶类 16kg、水产品 16kg。

（3）保障充足的食物供给　2010 年全国主要食物生产总量的安全保障目标为：谷物类 5.7 亿吨、豆类 2300 万吨、蔬菜 3.7 亿吨、水果 7300 万吨、油料 3400 万吨、糖料 1.3 亿吨、肉类 7600 万吨、蛋类 2700 万吨、奶类 2600 万吨、水产品 5000 万吨。

（4）降低营养不良性疾病发病率　5 岁以下儿童低体重发病率降至 5％，生长迟缓发病率降至 15％；孕妇和儿童贫血患病率分别降至 20％和 15％；4 个月以内婴儿的母乳喂养达到普及，4 个月以上的婴儿应逐步补充各种辅助食品。

总的来说，到 2010 年时，中国居民的谷物类消费比现在有所减少，豆类、蔬菜、食糖、植物油、肉类、蛋类、奶类、水产品均有较大提高。

（三）2001～2010 年间我国食物与营养工作的主要任务

《纲要》提出，2001～2010 年间要优先解决三个重点领域、两个重点地区、三个重点人群的食物与营养发展问题。

1. 三个重点领域

（1）加快发展奶类产业　奶类是优质动物蛋白，增加奶类食品的消费是提高国民身体素质的关键所在。1949 年，日本战败后提出"学生奶计划"，50 年后，日本 20 岁青年平均身高比中国人高 1.9cm，所以"一杯牛奶振兴一个民族"。目前，全世界年人均消费牛奶 95kg，中国仅 12kg。

（2）大力发展大豆产业　大豆是中国的传统食物，我国曾是世界大豆生产大国和消费大国，但近年来发展比较缓慢，进口明显增加。

大豆是植物类优质蛋白质，发展大豆产业不仅可以改善居民食物消费结构，而且有利于农业产业结构调整，带动相关产业的发展。

（3）加快发展食品工业　尽管我国食品工业取得了很大发展，但与发达国家相比仍然落后，管理体制也需要改革。

2. 两个重点地区

（1）农村地区　农村食物与营养状况与城市相比差距很大，营养状况落后，是我国未来食物与营养发展的重点地区。应该侧重于发展经济，加强基础设施建设，增加农民收入，开拓市场，提高食物消费能力。

（2）西部农村地区　西部农村地区的食物与营养发展基础差，食物资源未能充分利用。应该侧重于建立特色食物生产基地，开发利用优势食物资源，建立西部食物发展主导产业，促进西部地区食物增长与环境改善协调发展。

3. 三个重点人群

（1）**少年儿童群体**　少年儿童是提高民族整体素质的基础。要积极组织实施有关少年儿童营养改善的国家计划，优先保证这一群体的营养供给，提高他们的身体素质；同时还要定期对少年儿童营养健康状况进行监测，实行有针对性的营养指导，使少年儿童从小形成良好的饮食习惯；建立贫困地区少年儿童营养保障制度，切实解决农村儿童营养不足和城市儿童营养不平衡的问题。

（2）**妇幼群体**　要加大妇幼群体营养改善的力度，逐步建立孕妇、婴儿营养保障制度，防止妇女尤其是孕妇、产妇、哺乳期妇女的营养失衡。在全面普及母乳喂养的基础上，针对妇幼群体的特殊需要，大力开发适合妇幼群体消费的系列食品。重点搞好 3 岁以下幼儿的营养改善，为提高中华民族新一代的身体素质打下良好基础。

（3）**老年人群体**　我国 60 岁以上老年人比例逐渐增大，老年人的营养与健康越来越成为一个非常重要的社会问题。要建立老年人营养保障制度，关心老年人膳食营养，做好孤寡老人的膳食供给，加强对老年人的营养保障工作。研究开发适合老年人消费的系列食物，重点发展营养强化食品和低盐、低脂、低能量食品。减少老年人营养性疾病的发生率，提高老年人的生活质量和健康水平。

总之，这三类人群都有特殊的营养需要，都具有特殊的营养需要时期，都属脆弱人群，必须给予足够的关注。

4. 促进食物与营养发展的政策措施

共有 10 条措施，包含五个方面：

（1）**调整结构，提高食物综合供给能力**

① 调整农业结构，提高食物质量。在稳定提高粮食生产能力的基础上，着力优化食物品种、优化食物品质、优化食物布局，促进食物生产效益大幅度增长。

② 加强管理，加快食品工业发展。政府要加强行业规划和协调，加强监管和服务，实行食品工业产、供、销一体化。调整食品工业结构，促进传统食品工业向现代食品工业的转化；建立现代食品工业体系；大力发展现代食品科技，提高我国食品工业科技水平；加强对大宗食物的加工，提高综合利用率；采取措施，严格控制烟草业、烈性酒的发展等。

③ 加强食物市场体系建设，提高食物国际竞争力。对食物市场进行合理布局，形成规范的生产—批发—零售一体化的市场网络；建设发达的食物流通体系；采用国际标准进行食物生产、加工，发展外向型食品产业；加强优势食物出口的生产，提高水果、蔬菜、畜产品、水产品等的质量，增强国际市场竞争能力；加强对食物进出口的检验检疫等。

（2）**加强法制建设，保护食物资源环境**

① 加强食物与营养法制建设，完善食物与营养标准体系。制定食品管理法规；

制定关于营养师、营养标识、儿童营养等方面的法规；加快食物流通体系的法制建设。加强食物生产、加工、流通过程的标准化建设，加快食物质量、安全、卫生的标准体系建设，制定不同类别食物与营养标准等。

② 保护食物资源环境，保障食物质量、安全与卫生。加大耕地、草地、水资源等生态建设和环境保护的力度，逐步改善食物资源环境，保障食物资源可持续利用。大力推广节地、节水、节能型等食物生产技术，缓解耕地、水资源紧缺的压力等。加快发展绿色食品和有机食品；发展高质量、高效能的保健食品；完善有关农药、兽药安全使用管理规定；建立健全食物质量、安全与卫生检验检测体系，加强对食物生产全过程的监督管理，提高食物质量，确保食物安全与卫生。

（3）依靠科技进步，提高全民营养意识

① 加强科技研究，提高食物与营养发展的科技水平。增加科研投入，加强食物发展各领域的基础研究和技术开发工作，促进产、学、研相结合，不断增强开发新产品、新技术、新工艺的能力；加强生物技术、信息技术等高新技术在食物与营养领域的应用研究；开展食物、营养与健康的相关研究，培养和造就食品与营养科学研究领域的高层次人才；吸收发达国家的先进经验，注重引进、消化、吸收国外有关食物与营养的先进技术。

② 全面普及营养知识，提高全民营养意识。开展多种形式、多种类型的营养知识教育，充分发挥各种新闻媒体的作用，加强营养知识宣传，提高人们的营养科学知识和自我保健意识，引导居民的食物消费方向，提高全民科学、合理膳食的自觉性。加强对中小学生和家长的营养知识教育，把营养健康教育纳入中小学教育的内容。提高营养师的社会地位，逐步在医院、幼儿园、学校、企事业单位的公共食堂及餐饮服务业推行营养师制度。

（4）改善居民营养结构，保障我国食物安全

① 实施有关营养改善行动计划。继续和规范实施国家营养改善行动计划、国家大豆行动计划、国家学生饮用奶计划等；积极推广学生营养餐，力争到 2010 年，全国大中城市要有一半以上的中小学生吃上学生营养餐；在经济落后地区，要采取不同形式，保障居民营养供给；对发生严重营养不良的地区，当地政府要及时采取营养改善措施。

② 加强营养监测，建立食物安全保障系统。建立和完善食物与营养监测系统，坚持重点监控与系统监测结合，监测不同地区、不同人群的营养状况。加强食物信息建设，建立我国食物安全与早期预警系统，保障全民食物供给和消费安全。

（5）加强对食物与营养工作的领导　在进一步发挥国家食物与营养咨询委员会重要作用的同时，地方各级人民政府要高度重视和加强食物与营养发展工作，结合本地实际，研究制订本地区的食物与营养发展纲要，把食物与营养发展目标纳入本地区的国民经济和社会发展计划；加快我国食物与营养管理体制改革，建立现代食

物发展管理体系，保证食物与营养发展目标的顺利实现。

第三节　食品营养学的特点及学习方法

一、食品营养学的发展史

食品营养学科的形成和发展与国民经济和科学技术水平紧密相连。早在两千多年前，我国《黄帝内经·素问》中即提出了"五谷为养、五果为助、五畜为益、五菜为充"的膳食模式，这是对人们多年的实践经验加以总结而形成的古代朴素的营养学说。此外，《神农本草经》中记载的365种上、中、下品药中，上品者大多为药食通用的日常食物；晋朝葛洪，曾用动物肝脏治疗眼干燥症，海藻治疗大脖子病；唐朝《千金方》食治篇，分水果、蔬菜、谷类、鸟兽四门，并提出用谷皮汤熬粥防治脚气病等；元朝忽思慧《饮膳正要》于1330年成书，是中国第一部营养学专书；1578年，李时珍的《本草纲目》成书，在记载的1982种药物中，有植物性食物300多种，动物性食物400多种。

现代营养学起源于19世纪末，是20世纪的产物。19世纪末至20世纪初是发现和研究各种营养素的鼎盛时期。1893年，提出"蛋白质"概念；1898年，提出"营养"名词；1912年，提出"维生素"概念；20世纪初，进行热量的测定及计算；1938年，Rose发现了8种必需氨基酸、维生素C、维生素A、维生素B_1、维生素B_2的功能……最终使人们逐渐认识到蛋白质、脂肪、碳水化合物及无机盐、维生素、微量元素等的生理作用。

近年来对营养学的研究又有了新的进展，例如膳食纤维的生理作用及其与疾病防治的关系；多不饱和脂肪酸特别是n-3脂肪酸（又称ω-3脂肪酸）的α-亚麻酸被认为是人体必需的营养素；膳食、营养是一些慢性病的重要病因或预防、治疗的重要手段；营养因素与遗传基因的相互作用；食物中的生物活性物质（非营养素）对健康的促进作用或对某些慢性病的保护作用等，已成为现代营养学研究的新领域。

总之，营养学科的研究经历了两个主要阶段：一是发现食物中的各种营养素，预防与治疗营养缺乏病与营养不良，以及根据各种人群的营养需要制订营养素需要量或供给量标准；二是研究营养如何促进健康，研究与膳食有关的各种疾病，以及如何调整膳食来预防这种疾病。

在营养学科的研究中，我们取得的最重要的综合性成果是制定了膳食指南和推荐的每日膳食中营养素供给量标准，对保证人民合理营养和身体健康发挥了重要的作用。

我国政府一直重视开展营养工作。1993年成立了"国家食物与营养咨询委员会"；1993 年国务院批准颁布实施了《90 年代中国食物结构改革与发展纲要》；1996 年正式启动"大豆行动计划"；1997 年中国营养学会修改制订了《中国居民膳食指南》；同年，国务院批准颁布实施了《中国营养改善行动计划（1996～2000年）》；2000 年在全国开始颁布实施《学生饮用奶计划》；2001 年批准颁布实施《中国食物与营养发展纲要（2001～2010 年）》；2003 年开展了中国居民营养与健康现状调查……以上工作对改善国民营养和健康状况，促进社会经济协调发展具有积极意义。

今后一个阶段，我国营养工作者面临两个主要营养问题，一方面是营养不良和营养缺乏还普遍存在；另一方面因营养不平衡和体力活动不足所致的肥胖等慢性病不断上升，我国的营养工作面临着双重挑战。

二、食品营养学的概念及其研究内容

食品营养学是关乎食品与人体健康关系的一门学科，主要研究食物、营养与人体生长发育和健康的关系，以及提高食品营养价值的措施。目的在于将现代营养科学及人们的合理营养需要与食品生产、加工、储存和供应密切结合起来，以提高人民营养水平，增进身体健康。本学科包括以下主要内容：

① 食品的营养成分及其检测。
② 人体对食物的摄取、消化、吸收、代谢等过程及人体对营养的需要。
③ 营养素的作用机制和各营养素之间的关系。
④ 营养与膳食问题及各类食物的营养价值。
⑤ 营养与疾病的防治。
⑥ 食品加工对营养素的影响，即食品加工与营养的关系。

通过本课程的学习，要求学生掌握营养学的基础知识；熟悉各类营养素的功能、营养价值及其来源和供给量；熟悉各类食品的营养价值；了解不同生理状况的营养；掌握合理营养的基本要求；了解食品营养强化的概念和要求等，并与食品加工业密切联系，掌握食品加工对各类营养素的影响以及增进营养的措施和途径，同时对食品营养学的最新发展动态有一定了解，为专业课程的学习和合理安排日常膳食打下扎实的基础。

三、食品营养学的特点及学习方法

（一）食品营养学科的特点及意义

食品营养学具有四个特性，即科学性、系统性、实践性和群众性。无论任何人，无论是否意识到，都离不开营养学。人类对营养知识掌握得愈多、愈深刻，在提高健康水平，推迟衰老和延年益寿等方面获得的实惠就越多。比如日本，20 世纪 80 年代中期时，日本男性的平均寿命是 79 岁，女性平均达 80 岁，成为世界上的"长寿之国"，一个很重要的原因就是他们对营养的重视。所以，我们即使是在物质条件充足的情况下，也要研究食物的营养价值和合理构成，用营养学的新概念来指导食物结构的调整。

食品营养学与国计民生的关系密切，它在提高人口素质、增进体质、保护和提高健康水平、预防疾病、降低发病率和死亡率、延年益寿等方面起着重要作用。由于当前经济发展不平衡，我国一些边远地区营养缺乏问题仍然存在，一些富裕地区与营养有关的慢性病有日益流行的趋势。为了尽快控制营养缺乏病和减少慢性病的危害，就需要把营养学的知识更好地应用于社会实践，提高国民素质，促进经济发展，为全面建设小康社会贡献力量。

本教材主要是为中等职业学校食品类专业学生编写的，主要介绍了食品营养学的基本理论和知识，以及人们在日常生活中所涉及的营养和健康问题，其中包括人体需要的能量和营养素、食品的营养、公众营养、人体健康与保健食品等内容。

本教材紧密结合中专生的知识基础和专业培养目标，坚持注重技能和突出实用的原则；突出时代特色，贴近专业和日常生活；力求通俗易懂，尽量符合学生的实际知识水平；努力体现"内容丰富、条例清晰、论述简明、科学实用"。

另外，食品营养学是以人体生理学、生物化学等课程为基础，并与食品化学、食品工艺学、食品微生物学等课程有密切的联系。所以，要求食品类专业的学生首先要具有一定的生理学、生物化学、食品化学、食品工艺学等方面的知识，特别要打好生物化学的基础。

（二）食品营养学的学习方法

食品营养学是一门应用性较强的课程，所以学习中要灵活掌握所学知识，并与生活、生产实际密切联系，做到举一反三。将营养学知识用以指导一日三餐，比如合理选择食物、合理烹调食物、合理安排进食量等，以保证身体健康；将营养学知识与食品加工业密切联系，以选择合理的食品加工方法，并采取适当的措施来增进营养，尽量减少食品加工中各营养素的损失。

同时，还要及时了解食品营养学的最新发展动态。课堂和教科书只是获取知识的途径之一，为了及时把握食品营养学科的最新发展动态，还必须充分利用现有的信息资源，比如图书馆、互联网等，尤其是网络资源，具有信息量大、更新更快、时效性强等特点，同学们应该合理利用网络资源，使其更好地为人类服务。

复 习 题

1. 什么是营养、营养素和营养学？

2. 什么是 DIR? 包括哪些指标? 各有什么意义?
3. 食品营养对人体健康有什么影响?
4. 我国居民的营养与健康状况如何?
5. 我国食物与营养工作的主要任务是什么?
6. 食品营养学取得了哪些新进展?

第一章　食品的消化与吸收

第一节　消化系统概况

人体必须不断从外界摄取各种各样的营养物质，食品中的天然物质如糖类、蛋白质、脂类等大分子营养物质必须经消化道消化，分解成葡萄糖、甘油、脂肪酸、氨基酸等小分子物质后才能透过消化道黏膜的上皮细胞进入血液循环，供人体组织吸收利用。

食品在消化道内的分解过程称为消化；食品经过消化后，透过消化道黏膜进入血液循环的过程称为吸收。消化与吸收是两个紧密联系的过程。食品在消化道内的消化有两种形式，一种化学性消化，靠消化道及消化酶的作用，把食品中的大分子物质分解成可被吸收的小分子物质；另一种是物理性消化，靠消化道运动把大块食物磨碎。此外，消化道还能将磨碎的食品和消化液充分混合，并将其送到消化道下方，进行进一步分解和吸收，最后把不能被吸收的残渣排出体外。

一、人体消化系统的组成

消化系统由消化道和消化腺两部分组成。消化道既是食品的通道，又是食品消化、吸收的场所。根据位置、形态和功能的不同，消化道可分为口腔、咽、食管、胃、小肠（十二指肠、空肠、回肠）、大肠（盲肠、阑肠、升结肠、横结肠、降结肠、乙状结肠、直肠）和肛门等，全长 8～10m（消化系统解剖图见图 1-1）。消化腺是分泌消化液的器官，主要有唾液腺、胃腺、胰、肝和小肠腺，其中，胃腺和小肠腺存在于消化道的管壁内，其分泌液直接进入消化道内；唾液腺和胰腺则存在于消化道外，有专门的腺管将消化液送入消化道。

消化道的运动机能由消化道肌肉层的活动完成。消化道的肌肉层分为两种，咽、食管上端和肛门的肌肉由骨骼肌组成，其余由平滑肌组成。消化道具有以下活动特点：

① 兴奋性低，收缩缓慢，能使食物与消化酶充分接触。

② 富于延展性，能适应较大程度的伸展，如胃能像皮球一样伸缩，可容纳几倍于自己初始体积的食物。

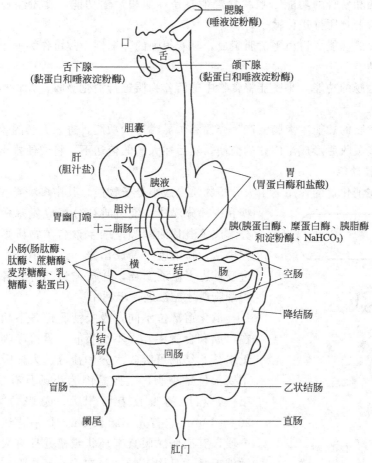

图 1-1 消化系统解剖图

③ 有一定的紧张性，能使消化道各部位保持一定的形状和位置。

④ 进行节律性的运动，如胃、肠的蠕动等，能加速食物的消化。

⑤ 对化学、温度及机械张力的刺激较敏感。

二、人体消化道的功能

人体消化道的主要功能是对摄入体内的食物进行消化和吸收，以维持机体正常运行，但不同的消化部位，其消化功能各有差异。

1. 消化功能

（1）口腔的功能　口腔主要是咀嚼和分泌唾液，食物进入口腔后先由牙齿将其切碎研磨，再经唾液润湿。唾液中的唾液淀粉酶可对淀粉类物质进行初步分解，为进一步的消化提供条件。

（2）咽和食管的功能　咽和食管主要是吞咽和运输功能，食团经咽部进入食管，食管帮助食团推送传输于胃。

（3）胃的功能　胃由平滑肌组成，具有很强的伸缩性，故可作为一个容器将食物暂时容纳。

（4）小肠的功能　小肠能将食物中的营养物质进行消化吸收，并将不能被吸收的成分排入大肠。

（5）大肠的功能　大肠具产生粪便和传导粪便的功能，进入大肠的软稀渣滓经大肠进一步吸收后形成半固体的粪便，然后在大肠的传送下，将粪便排出体外。

2. 吸收功能

食物在消化道的作用下由大分子物质变成小分子物质，其中多糖类被分解成单糖和少部分双糖；蛋白质被分解成氨基酸；脂肪被分解成单酰甘油酯等；维生素与矿物质则在消化过程中从食物细胞中释放出来。这些小分子物质能透过肠壁进入血液循环，并被输送到身体各部位的组织细胞后才能被进一步利用。

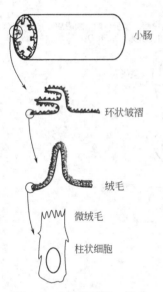

图 1-2　小肠的皱褶、绒毛及微绒毛模式图

消化道部位不同，吸收情况也各不相同。食物在口腔和食管中几乎不被吸收，胃可吸收乙醇及少量水分，结肠可吸收水分和盐分。人体吸收食物的主要部位是小肠，主要是因为小肠具有以下特点：第一，小肠的吸收表面积大，总吸收面积可达 $200 \sim 400 m^2$。首先小肠长 4m，是消化道内最长的一段，其次肠黏膜具有环状皱褶并拥有大量绒毛及微绒毛（详见图 1-2）。第二，小肠内有丰富的毛细血管和毛细淋巴管，且小肠的绒毛壁和毛细血管、毛细淋巴管的管壁都很薄，只由一层上皮细胞组成，方便营养成分的渗透。第三，食物在小肠内停留时间较长，约 $3 \sim 8h$。

一般地，糖类、蛋白质和脂肪的消化产物大部分在十二指肠和空肠处被吸收，到达回肠时已被吸收完毕，但回肠能主动吸收胆汁盐和维生素 B_{12}，所以被认为是吸收机能的储备。

第二节　食品的消化与吸收

人类要想维持机体的正常运行，需要每天从外界获取大量的营养物质，如糖类、脂类、蛋白质和维生素等，这些物质只有通过消化才能被吸收，才能发挥营养作用。

一、糖类的消化及吸收

（一）糖类的消化

人类从外界摄入的糖类主要是淀粉，大部分淀粉存在于植物中，叫植物淀粉；动物肌肉与肝脏中的淀粉称糖原，亦称动物淀粉。消化分解淀粉的酶叫淀粉酶。

淀粉的消化从口腔开始。口腔内有唾液腺，能分泌唾液，唾液中含淀粉酶，能水解淀粉中的 α-1,4-糖苷键。在唾液淀粉酶的作用下，淀粉被部分水解为糊精和麦芽糖。我们咀嚼馒头时能感觉出来甜味就是这个原因。但食物在口腔中停留时间很短，所以淀粉在口腔中的水解程度不大。食团进入胃后，胃酸能使唾液淀粉酶很快失去活性，所以淀粉在胃中基本不消化。

淀粉的消化部位主要是小肠，来自胰液的 α-淀粉酶能将淀粉水解为 α-糊精和麦芽糖。小肠黏膜上皮的刷状缘含有丰富的 α-糊精酶，可将 α-糊精水解成葡萄糖；麦芽糖可被麦芽糖酶水解为葡萄糖，此外，α-糊精酶、蔗糖酶也能将麦芽糖水解成葡萄糖，其中 α-糊精酶的活力最强，约占水解麦芽糖总活力的 50%，蔗糖酶约占 25%；食物中的蔗糖可被蔗糖酶水解为葡萄糖和果糖；乳糖被乳糖酶水解为葡萄糖和半乳糖。总之，食物中的糖类在小肠上段几乎全部被消化成单糖。

大豆及豆制品中含有一定量的棉子糖和水苏糖等，人体消化道内没有分解它们的酶，故不能被消化，但它们可以被肠道内的一些微生物发酵产气，所以又称胀气因子。大豆加工成豆腐时，此胀气因子可被除掉。

食品中的纤维素尽管也是由葡萄糖分子组成的，但是这些葡萄糖是以 β-1,4-糖苷键的形式相连接。人体消化道内不含水解 β-1,4-糖苷键的酶，所以纤维素、果胶、树胶、海藻胶等多糖类物质都不能被人体消化吸收，但可被肠道内的微生物分解。

（二）糖类消化产物的吸收

糖类在体内的吸收形式主要是单糖如葡萄糖，另外还有少量的半乳糖和果糖等。糖在胃中几乎不被吸收，在小肠中几乎被完全吸收。

糖类在人体的吸收形式主要有三种，一是主动转运，即葡萄糖在载体蛋白质的作用下，从低浓度区转运至高浓度区的过程，速度快，需要消耗能量；二是单纯扩散，即戊糖及多元醇类由高浓度区经细胞膜扩散、渗透到低浓度区的过程，速度慢，不消耗能量；三是易化扩散，即果糖等在微绒毛的帮助下，快速地从高浓度区扩散至低浓度区的过程，速度比单纯扩散快，不消耗能量。

各种单糖的吸收速度不同，己糖吸收很快，而戊糖却很慢。以葡萄糖吸收速度为 100，则其他单糖的吸收速度分别为 D-半乳糖（110）＞D-葡萄糖（100）＞D-果糖（70）＞木糖醇（36）＞山梨醇（29）。

二、脂类的消化与吸收

（一）脂类的消化

脂肪的消化主要在小肠中进行，小肠中有胰液和胆汁。胰液中的胰脂肪酶能将脂肪水解为甘油、脂肪酸及单酰甘油酯，还有少量的二酰甘油酯等。胆汁中的胆汁盐有很强的乳化作用，能将脂肪乳化为细小的脂肪微粒，有利于和胰液中脂肪酶充分接触。

胰脂肪酶对甘油三酯[1]的水解率与其脂肪酸链的长短有关，不饱和脂肪酸比饱和脂肪酸易水解，还有少部分的脂肪完全不水解。

（二）脂类的吸收

脂类的吸收主要在十二指肠的下部和空肠的上部。甘油、短链和中链脂肪酸能直接通过小肠黏膜进入门静脉而入肝，长链脂肪酸需要在肠壁内重新酯化为甘油三酯，并与磷脂、胆固醇、蛋白质等形成乳糜微粒后才能被吸收，由淋巴系统进入血液循环。因此，动植物食用脂肪几乎完全吸收，食后 2h 后可吸收 24％～41％，4h 后可吸收 53％～71％，6h 后可吸收 68％～86％，12h 后可吸收 97％～99％。

胆固醇主要来自动物性食物，胆汁中也含有一定量的胆固醇，称为内源性胆固醇。小肠吸收胆固醇的能力有限，成年人最多每天可吸收 2g（上限），一般为 10mg～1g。植物固醇如谷固醇等，不但不容易被人体吸收，而且还能抑制胆固醇的吸收。通常，食物中只有约 1/3 的胆固醇能被吸收。

影响脂肪吸收的因素很多，主要影响因素如下：

（1）脂肪的熔点　熔点越低越有利于吸收，当脂肪的熔点比体温高时，因难以乳化而不易被消化、吸收。例如，羊脂的熔点为 44～45℃，其吸收率为 85％，而椰子油的熔点为 28～33℃，其吸收率为 98％。一般来说，植物脂肪的熔点较低，更易吸收。

（2）脂肪摄取量　对于吸收比较慢的脂肪，少量摄入时吸收率高，大量摄入时可有一部分在粪中损失，吸收率降低。

（3）年龄　婴儿对脂肪的吸收率比较低，老年人对脂肪的吸收和代谢都比年轻人慢。

（4）脂肪酸组成　一般来说，含短链脂肪酸的脂肪比长链的吸收快；含奇数碳链脂肪酸的脂肪比含偶数碳链脂肪酸的吸收慢。

（5）钙　食物中过量的钙能影响高熔点脂肪的吸收，但对多饱和脂肪酸含量较

---

[1] 甘油三酯又称三酰甘油。

高的脂肪没有影响。

三、蛋白质的消化与吸收

（一）蛋白质的消化

1. 胃液的作用

蛋白质的消化从胃开始，胃液具强酸性，pH 值约为 0.9～1.5。胃腺分泌的胃蛋白酶原被胃酸或已激活的胃蛋白酶活化成胃蛋白酶，能将蛋白质水解为蛋白胨和其他短链肽，并产生少量的多肽与氨基酸。此外，胃液对乳中的酪蛋白还有凝固作用。

2. 胰液的作用

胰液由胰腺分泌，呈碱性液体。胰液中的蛋白酶基本上分两类，即内肽酶和外肽酶。其中，内肽酶包括胰蛋白酶、糜蛋白酶和弹性蛋白酶；外肽酶包括羧肽酶 A和羧肽酶 B。它们表现出较强的专一性，分别水解由不同的氨基酸残基组成的肽键。详见图 1-3 十二指肠内食物蛋白质的连续水解作用。

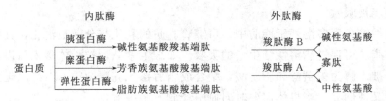

图 1-3　十二指肠内食物蛋白质的连续水解作用

大豆、花生、棉子和油菜子等植物中含有蛋白酶抑制剂，能抑制胰蛋白酶、糜蛋白酶等的活性，所以这些食物要经适当加工后方可食用。其有效方法是常压蒸汽加热 30min。

3. 肠黏膜细胞的作用

胰酶水解蛋白质所得产物中仅 1/3 为氨基酸，2/3 为寡肽（由 2～6 个氨基酸残基组成）。肠黏膜细胞的刷状缘及胞液中含有寡肽酶，包括氨基肽酶和羧基肽酶，能从肽链的氨基末端或羧基末端逐步水解肽键，生成游离氨基酸。胞液寡肽酶主要水解二肽或三肽。

（二）蛋白质的吸收

蛋白质及寡肽被酶解释放出的氨基酸，能迅速被肠黏膜细胞吸收，进入门静脉，经血液循环被运送到机体的各组织细胞内进行利用。

各种氨基酸在体内通过主动转运被吸收。在氨基酸的吸收中存在不同的转运系统。其中，中性氨基酸转运系统对中性氨基酸有高度亲和力，可转运芳香族氨基酸（苯丙氨酸、色氨酸、酪氨酸）、脂肪族氨基酸（丙氨酸、丝氨酸、苏氨酸、缬氨酸、亮氨酸、异亮氨酸）和含硫氨基酸（蛋氨酸、半胱氨酸），以及组氨酸、谷氨酰胺，该系统转运速度最快；而赖氨酸、精氨酸及胱氨酸则借助于碱性氨基酸转运系统转运，但其转运速度仅为中性氨基酸的 10%；天冬氨酸和谷氨酸以酸性氨基酸转运系统转运；脯氨酸、羟脯氨酸及甘氨酸由亚氨基酸和甘氨酸转运系统转运，速度很慢，又因含有这些氨基酸的二肽可直接被吸收，所以该转运系统在氨基酸吸收上意义不大。

四、维生素和矿物质的消化与吸收

（一）维生素的消化与吸收

人体消化道中没有分解维生素的酶，胃液的酸性、肠液的碱性等环境因素都能影响维生素的吸收。

水溶性维生素在动植物细胞中多以结合蛋白质的形式存在，在蛋白质消化过程中被释放出来，可通过简单扩散被充分吸收，经血液循环到各个组织，少量存于肝、脾、肾和心肌中，多余部分从尿中排出。维生素 B_{12} 则需与内因子结合成大分子物质才能被吸收。

脂溶性维生素多溶解于脂肪中，可随着脂肪的乳化与分散被消化，其吸收与脂类相似，脂肪可促进脂溶性维生素的吸收。如维生素 A，被人体摄入后以酯的形式进入小肠被水解为视黄醇和脂肪酸，结合成脂后掺入乳糜微粒，由淋巴运走，被肝脏摄取后又被储存。当机体需要时向血中释放。

维生素只有在一定的 pH 值范围内，而且往往是在无氧的条件下才具有最大的稳定性，故易氧化的维生素在消化过程中也可能被破坏。

（二）矿物质的消化与吸收

矿物质又称无机盐。有些矿物质在食品中呈离子状态存在，可由单纯扩散形式被吸收，如食物中的钾、钠、氯等元素。有些则结合在食品的有机成分上形成化合物，在这些有机成分的消化过程中被释放出来，它的可利用性与食品的性质、食品成分密切相关。例如植物性食品中的铁主要以 $Fe(OH)_3$ 与其他物质络合形式存在，进入胃肠道后，在胃酸及维生素 C 的作用下被解离，还原成亚铁才能被吸收。铁的吸收主要在小肠的上段，特别是十二指肠吸收最快，铁的吸收可受植酸盐、草酸盐、磷酸盐的抑制，但在血红蛋白、肌红蛋白中的血红素铁可直接被肠黏膜上皮细胞吸收，而不受植酸盐、草酸盐等抑制因素的影响，也不受维生素 C 的促进。

结合在蛋白质上的钙在蛋白质消化过程中被分解下来，主要通过主动转运被吸收，并需要维生素 D 的参与。钙盐多数呈可溶状态，但易与食物中的草酸、植酸结合，形成不溶性钙盐，所以在肠道中的吸收很不完全，约 70%～80% 随粪便排出。

复 习 题

1. 何为食物的消化？食物在消化道内最终成为哪些产物？
2. 影响脂肪吸收的主要因素有哪些？
3. 小肠作为主要吸收部位有哪些有利条件？
4. 糖和蛋白质的消化有什么区别？
5. 食物中的钾、钠是如何被人体吸收的？
6. 氨基酸有几种不同的转运途径？

第二章 人体需要的能量和营养素

第一节 人体需要的能量

一、人体的能量需要

能量是人体进行一切生命活动的基础。为了生存和繁衍，人类需要各种能量，如维持正常体温的热能、劳动和各组织器官活动的机械能、神经传导和肌肉收缩涉及的电能等。

人体需要的能量是由食物中的碳水化合物、脂类、蛋白质来提供的，其他的营养素如矿物质和维生素不产生能量或产能很微弱，可忽略不计。

（一）能量的定义及单位

能量指的是维持人体生命活动及各种劳动所需要的热量。生命活动包括内脏的活动、肌肉的收缩、维持体温以及生长发育等，各种劳动包括脑力劳动、体力劳动及二者兼有的各种劳动形式。

国际上通常以焦耳（J）和卡（cal）为热量的计量单位。在实际应用中，通常使用千焦（kJ）和千卡（kcal），即焦耳和卡的1000倍。

1焦耳（J）：指1N的力把1kg重物移动1m所需要的能量。

$$1 千焦(kJ) = 1000 焦耳(J)$$
$$1 千卡(kcal) = 1000 卡(cal)$$

焦耳和卡的换算关系：

$$1J = 0.239cal$$
$$1cal = 4.184J$$

（二）能量的来源

食物是人体所需能量的来源。人体所需能量主要来源于食物中的碳水化合物、脂肪和蛋白质，所以这三种营养素又称为三大产热营养素。

三大产热营养素在酶的作用下，与外来的氧发生作用，在氧化的过程中将储存的能量逐步释放出来，以供生命活动的需要，这个过程称为生物氧化。

三大产热营养素在体内并不能被完全消化吸收，存在一个吸收利用效率的问题，蛋白质、脂肪和碳水化合物的消化率分别为 92%、95% 和 98%；此外，三大产热营养素的分子组成不同，所含碳、氢元素的数量也有很大差异，所以在氧化过程中产生的能量差别很大。这三种营养素在体内氧化后，每克供给的能量分别为：碳水化合物 4kal（16.7kJ），脂肪 9kal（37.6kJ），蛋白质 4kal（16.7kJ）。其中，以脂肪为最高，碳水化合物和蛋白质次之。

二、能量的供给与食物来源

（一）人体对能量的需要

人体能量的需要与消耗是一致的。人体每日所需要的能量由主要基础代谢、体力活动及食物的特殊动力作用三部分组成，而孕妇、婴幼儿、儿童和青少年，还包括生长发育所需要的能量。

1. 基础代谢的能量消耗

基础代谢是维持人体最基本生命活动的能量消耗，是指人在清醒、空腹（饭后 12~14h）、静卧的状态下，在 20~25℃ 的环境中，维持最基本生命活动时的能量消耗，包括维持体温、心跳、呼吸及各器官组织和细胞功能所需要的能量等。

单位时间内（h），人体单位体表面积（m²）或单位体重（kg）基础代谢所消耗的能量，称为基础代谢率（BMR）。从概念看，基础代谢率与体表面积密切相关，而体表面积又与身高、体重有密切关系，所以，根据一个人的体表面积或体重就可以很容易地推算出该人一日基础代谢的能量消耗。

基础代谢率受许多因素的影响，比如体型、性别、年龄和生理状态等。一般来说，男性比女性高；儿童和青少年比成年人高；寒冷气候下比温热气候下高；在体重相同的情况下，瘦高体型者高于矮胖体型者。

2. 从事各种体力活动的能量消耗

人体能量消耗的主要部分是从事各种体力活动所消耗的能量，主要取决于劳动强度、劳动时间等。体力活动一般包括职业活动、社会活动、家务活动和休闲活动等，因职业不同造成的能量消耗差别最大。

中国营养学会在新公布的 RDA 中，将劳动强度分为轻、中、重三级（见表 2-1），根据不同等级的体力活动水平 PAL 值可推算出能量消耗量，PAL 是指 24 小时总能量消耗量除以 24h 基础代谢所消耗的能量。不同级别的体力活动，能量消耗有很大的差别。重体力活动每小时消耗能量为 627.2~1255.2kJ，而轻体力劳动则为 313.8kJ。

正常情况下，体力劳动者所需能量与食欲相适应。在经过高强度的体力活动后，人的食欲大增，就是机体的一种正常反应。当正常食欲得到满足时，其能量需要一般也能得到满足，体重维持不变；否则，体重就会下降。而脑力劳动者的额外

表 2-1　建议中国成人活动分级

活动水平	职业工作时间分配	工作内容举例	PAL 男	PAL 女
轻	75%时间坐或站立 25%时间站着活动	办公室工作、修理电器钟表、售货员、酒店服务、化学实验操作、讲课等	1.55	1.56
中	25%时间坐或站立 75%时间特使职业活动	学生日常活动、机动车驾驶、电工安装、车床操作、金工切割等	1.78	1.64
重	40%时间坐或站立 60%时间特殊职业活动	非机械化农业劳动、炼钢、舞蹈、体育运动、装卸、采矿等	2.10	1.82

注：该表摘自《中国居民膳食营养素参考摄入量》。

能量需要并不明显，这是因为虽然脑力劳动时神经组织代谢加强，但对总的热量需要影响不大。

3. 食物的特殊动力作用

人体由于摄入食物而引起的能量代谢额外增加的现象叫做食物的特殊动力作用，这说明食物在消化、转运、代谢及储存的过程中需要消耗能量。这种作用只能增加机体的能量损耗。

各种营养素的特殊动力作用强弱不同。其中，蛋白质最强，其次是碳水化合物，脂肪最弱。一般混合膳食的特殊动力作用所消耗的能量约为每日消耗能量总数的 10%。

综上所述，机体总的能量消耗应该按下式计算：

机体总热量消耗量＝基础代谢能量＋体力活动消耗能量＋食物特殊动力作用能量

4. 热量消耗量的测定

食物经消化所产生的能量，一部分以热量的形式直接向外界散失，另一部分则以高能键的形式储存于 ATP 中。ATP 是机体所需能量的直接来源，机体进行各种生命活动所消耗的能量必须由 ATP 直接供应。这些能量经组织细胞利用之后，绝大部分将转变为热量而散失。所以测定机体向外界散失的热量即可反映出机体对能量的需要量。能量的测定方法有直接测热法和间接测热法两种。

（1）直接测热法　将被测对象置于一间具有特殊装置的测热小室中。小室的绝热性能良好，不受外界温度影响。被测者在密闭的小室内进行特定活动所散出的热量可被各类测热仪器准确而详细地记录。由于这种装置笨重复杂，目前已不常用。

（2）间接测热法　由于人体摄入食物中的营养素在机体内氧化时，消耗空气中的氧，生成二氧化碳并释放出能量。故通过测定人体在一定时间内所消耗的氧气量和产生的二氧化碳量即可计算出人体生成的热量，这种方法称为间接测热法。

（二）热量的供给量及能量的食物来源

体重是衡量人体热量供给量的一个基本指标。人体摄食供给的能量与机体消耗的能量相等时，体重就保持在一个与身高相适应的水平，也就是标准体重。要避免过重或过轻。

女性标准体重对照表见表 2-2，男性标准体重对照表见表 2-3。

表 2-2　女性标准体重对照表　　　　　　　　　　　　　　　kg

年　龄	152cm	156cm	160cm	162cm	164cm	166cm	168cm	170cm	172cm	176cm
19	46	47	49	50	51	52	54	56	57	60
21	46	47	49	50	51	52	54	56	57	60
23	46	47	49	50	51	52	54	56	57	60
25	46	48	49	50	51	53	55	56	57	61
27	47	48	50	51	52	53	55	56	58	61
29	47	49	51	52	53	54	56	58	59	62
31	48	49	51	52	53	54	56	58	59	62
33	48	50	51	52	53	55	57	58	59	63
35	49	50	52	52	53	55	57	59	60	63
37	49	51	53	53	54	56	59	60	61	64
39	50	52	53	53	55	57	59	60	61	65
41	51	52	54	54	55	57	59	61	62	65
43	51	53	55	55	56	58	60	62	63	66
45	52	53	55	55	57	58	60	62	63	66
47	52	53	57	57	57	58	60	62	63	67
49	52	53	56	56	57	59	60	62	63	67
51	52	54	56	56	57	59	61	62	63	67
53	53	54	56	56	58	59	61	62	64	67
55	53	54	56	57	58	60	61	63	64	67
57	53	55	56	57	58	60	61	63	64	68
59	53	55	56	57	58	60	61	63	64	68
61	53	54	56	56	57	59	61	63	64	67
63	52	54	55	56	57	59	61	62	63	67
65	52	54	55	56	57	59	61	62	63	66
67	52	54	55	56	57	59	61	62	63	66
69	52	54	55	56	57	59	61	62	63	66

注：该表摘自 www.SHOUSHEN.com。

表 2-3　男性标准体重对照表　　　　　　　　　　　　　kg

年　龄	152cm	156cm	160cm	164cm	168cm	172cm	176cm	180cm	184cm	188cm
19	50	52	52	54	56	58	61	64	67	70
21	51	53	54	55	57	60	62	65	69	72
23	52	53	55	56	58	60	63	66	70	73
25	52	54	55	57	59	61	63	67	71	74
27	52	54	55	57	59	61	64	67	71	74
29	53	55	56	57	59	61	64	67	71	74
31	53	55	56	58	60	62	65	68	72	75
33	54	56	57	58	60	63	65	68	72	75
35	54	56	57	59	61	63	66	69	73	76
37	55	56	58	59	61	63	66	69	73	76
39	55	57	58	60	61	64	66	70	74	77
41	55	57	58	60	62	64	67	70	74	77
43	56	57	58	60	62	64	67	70	74	77
45	56	57	59	60	62	64	67	70	74	77
47	56	58	59	61	63	65	67	71	75	78
49	56	58	59	61	63	65	68	71	75	78
51	57	58	59	61	63	65	68	71	75	78
53	57	58	59	61	63	65	68	71	75	78
55	56	58	59	61	63	65	68	71	75	78
57	56	57	59	60	62	65	67	70	74	77
59	56	57	58	60	62	64	67	70	74	77
61	56	57	58	60	62	64	67	70	74	77
63	56	57	58	60	62	64	67	70	74	77
65	56	57	58	60	62	64	67	70	74	77
67	56	57	58	60	62	64	67	70	74	77
69	56	57	58	60	62	64	67	70	74	77

　　注：该表摘自 www. shoushen. com。

　　食物中的碳水化合物、脂肪和蛋白质是人体的能量来源。这三种物质普遍存在于各类食物中。动物性食物含有较多的脂肪和蛋白质；植物性食物中的油料作物的子仁含有丰富的脂肪，谷类中则以碳水化合物为主，大豆除含脂肪外还含有丰富的蛋白质，坚果如花生、核桃等与大豆近似，蔬菜、水果中含能量很少。

　　碳水化合物、脂肪和蛋白质在机体内可以互相转化，但彼此不能完全替代，因为它们在人体内还有各自独特的生理功能，所以，它们在膳食中需保持恰当的比例。

根据我国人民的膳食习惯，碳水化合物提供的能量应占摄入总能量的60%～70%，脂肪提供的能量应占20%～25%，蛋白质提供的能量应占10%～15%。

所以，人体为保证正常的生长发育、维持生命活动和身体健康及从事高效率的工作，必须摄入一定量的食物，以满足机体的能量需求和营养需要。

第二节　蛋白质与氨基酸

一、蛋白质的生理功能

蛋白质是一切生命的物质基础，是生命现象的体现者。

（一）蛋白质的化学组成

蛋白质含有碳、氢、氧、氮等元素，大多数还含有硫，有些蛋白质含有磷，少数还含有锌、铁、铜、锰等元素。

蛋白质是由氨基酸组成的高分子化合物。不同蛋白质的分子量相差很大，从一万多到几十万或几百万甚至上千万不等。

氨基酸是组成蛋白质的基本单位，从各种天然来源中分离到的氨基酸已达200多种，但构成蛋白质的氨基酸只有20种。

（二）蛋白质的生理功能

（1）构成和修复人体组织　人体蛋白质约占人体总重量的16%，机体各组织都需要蛋白质的参与，神经、肌肉、内脏、骨骼、指甲和头发等，无一处不含蛋白质。蛋白质是体内氮元素的唯一来源，是机体组织的重要组分。

人体的生长发育、组织的更新和修复也离不开蛋白质。人体内的蛋白质始终处于不断分解又不断合成的动态平衡之中，每天约有3%的人体蛋白质需要更新。

（2）调节人体重要的生命活动　蛋白质通过构成生理活性物质来调节人体重要的生命活动。人体在新陈代谢过程中，起催化、调节作用的酶和激素就是由蛋白质构成的。

近代生物学研究还表明，蛋白质在遗传信息的控制、细胞膜的通透性及高等动物的记忆、识别机能等方面，也起着重要的作用。

（3）供能　在碳水化合物和脂肪供应不足时，就需要蛋白质氧化分解来供能。但是，这样对机体是有害的。所以人们要注意膳食平衡，不可偏食素食或肉食。

此外，蛋白质可以赋予食品良好的感官性状和重要的功能特性。例如，肉类在成熟过程中，随着肌肉蛋白质的变化，肉类的持水性、嫩度和风味都有所改善等；蛋白质的起泡性可用于糕点和冰激凌的生产加工。

二、人体对蛋白质和氨基酸的需求

(一) 人体对蛋白质需要量的确定

确定蛋白质需要量的途径有两个：第一，首先测出内源代谢氮的量。在能量供给充足的情况下，试验膳食中不含蛋白质时，通过尿、粪和皮肤所排出的氮就是内源代谢氮，或称基础代谢氮。其次，还要确定体内新组织的形成（如孕妇胎儿的增长、青少年的生长发育等）所需的氮。两者相加，即为人体对氮的最低生理需要。第二，测定成年人维持氮平衡或儿童能满足正常生长发育所需的最低氮量，以此作为人体对氮的最低生理需要量。实验证明，成年人每日最低蛋白质生理需要量为动物性蛋白质 40g 或植物性蛋白质 60g。

(二) 氮平衡

氮平衡（nitrogen balance，NB）是研究蛋白质代谢的一个重要指标，反映了机体摄入氮（I）和排出氮（E）之间的关系。摄入氮也就是通过食物摄取的氮量，可根据食物蛋白质的摄入量计算，排出氮也就是未被吸收的氮，包括粪氮（F）、尿氮（U）及皮肤氮（S）等。其中，粪氮除了未被消化的食物氮外，还包括肠道死亡微生物、消化液及肠黏膜脱落细胞氮，这部分氮叫粪代谢氮；尿氮除了机体利用过的氮外，还有尿道黏膜脱落细胞氮，这部分氮又称为尿内源氮。氮平衡可用下式表示：

$$NB = I - E = I - (F + U + S)$$

当摄入氮和排出氮相等时，为零氮平衡，多见于健康成年人。如摄入氮大于排出氮，则为正氮平衡，处于生长发育期的婴幼儿和青少年、孕妇、康复期的病人等，应保持适当的正氮平衡，以满足机体的额外需要。如摄入氮小于排出氮，则为负氮平衡，人在饥饿、疾病及老年时多处于这种状态。当机体长期处于负氮平衡时，将引起蛋白质缺乏、体重减轻和机体抵抗力下降。

正常情况下，在一定时间（如 24h）内，机体应保持零氮平衡。但是，实际上摄入氮应比排出氮多 5%（即加上 5% 的安全系数），才被认为是处于零氮平衡状态。即：

$$蛋白质供给量 = 最低生理需要量 + 安全系数$$

安全系数主要考虑应激、感染、疾病、中毒、缺氧等特殊情况，与劳动强度、年龄和生理状态等因素密切相关。

(三) 必需氨基酸需要量

构成蛋白质的氨基酸有 20 种，在营养学上有"必需"和"非必需"之分。必需氨基酸（EAA）是指人体不能合成的或合成的速度和数量不能满足机体需要，必须从食物中获得的氨基酸。非必需氨基酸（NAA）是指人体可以合成、不一定非得从食物中获取的氨基酸。

1. 必需氨基酸

人体的必需氨基酸有九种，分别是赖氨酸、蛋氨酸、色氨酸、亮氨酸、异亮氨酸、苯丙氨酸、苏氨酸、缬氨酸和组氨酸，其中，组氨酸是婴幼儿体内的必需氨基酸。人体每日每千克体重对必需氨基酸的需要量估计值见表 2-4。

表 2-4　人体每千克体重每日必需氨基酸的需要量估计值　mg/(kg·d)

氨　基　酸	婴　　儿	幼儿(2 岁)	儿童(10～12 岁)	成　　人
组氨酸	28	—	—	—
亮氨酸	161	73	45	14
苯丙(酪)氨酸	125	69	27	14
赖氨酸	103	64	60	12
缬氨酸	93	38	33	10
苏氨酸	87	37	35	7
异亮氨酸	70	31	30	10
蛋(半胱)氨酸	58	27	27	13
色氨酸	17	12.5	4	3.5

注：该表摘自姚汉亭主编的《食品营养学》。

半胱氨酸和酪氨酸在体内可分别由蛋氨酸、苯丙氨酸转变而成。如果膳食能直接提供半胱氨酸和酪氨酸，则人体对蛋氨酸和苯丙氨酸的需要量要分别减少 30% 和 50%。一般，把半胱氨酸和酪氨酸这类能够减少某些必需氨基酸需要量的氨基酸称为半必需氨基酸或条件氨基酸。

2. 氨基酸模式和限制氨基酸

氨基酸模式是指某种蛋白质中各种必需氨基酸的构成比例。计算方法是，将该蛋白质中的色氨酸（人体的需要量最少）含量定为 1，分别计算出其他必需氨基酸的相应比值，这一系列的比值就是该种蛋白质的氨基酸模式。表 2-5 列出了几种常见食物蛋白质中必需氨基酸模式。

表 2-5　人体及常见食物蛋白质中必需氨基酸模式

必需氨基酸	人　体	全鸡蛋	牛　奶	大　豆	面　粉	大　米
亮氨酸	7.0	4.0	6.4	5.1	4.4	5.1
苯丙(酪)氨酸	6.0	3.6	6.1	6.4	5.1	5.8
赖氨酸	5.5	3.1	5.4	4.4	1.5	2.3
缬氨酸	5.0	2.5	3.5	3.5	2.7	3.4
苏氨酸	4.0	2.1	2.7	2.7	1.8	2.3
异亮氨酸	4.0	2.5	3.0	3.0	2.3	2.5
蛋(半胱)氨酸	3.5	2.3	2.4	1.7	2.7	2.4
色氨酸	1.0	1.0	1.0	1.0	1.0	1.0

注：该表摘自吴坤主编的《营养与食品卫生学》。

食物蛋白质的氨基酸模式与人体蛋白质氨基酸越接近，人体对该蛋白质的利用程度就越高，其营养价值也越高。蛋、奶、鱼、肉等动物性蛋白质和大豆蛋白质的氨基酸模式与人类接近，营养价值也较高，被称为优质蛋白质或完全蛋白质。其中，鸡蛋蛋白质的氨基酸模式与人体蛋白质的氨基酸组成最接近，常作为参考蛋白质。

当食物中任何一种必需氨基酸含量不足或缺乏时，能够限制其他氨基酸的利用，这些必需氨基酸被称为限制性氨基酸，其中含量最低的称为第一限制氨基酸，依次为第二、第三限制氨基酸。食物中主要的限制氨基酸是赖氨酸和蛋氨酸。赖氨酸在谷类等植物性食物中含量不足，蛋氨酸在花生、大豆、牛奶蛋白质中相对不足。

为了提高蛋白质的营养价值，往往将多种食物混合食用，以相互补充其必需氨基酸的不足，这种作用称为"蛋白质的互补作用"，这也是改善蛋白质营养价值的较好方法。为了更好地发挥这种互补作用，多种食物应同时摄入，或食用时间间隔不能超过 5h。

成年人对必需氨基酸需要量以能维持零氮平衡 $(0\pm5)\%$ 为指标；儿童则以能保证正常生长发育为指标。一般说来，成人对必需氨基酸以及蛋白质的需要量比儿童低。

三、食物蛋白质的营养价值

（一）蛋白质的分类

1. 根据蛋白质的结构分类

（1）单纯蛋白质　单纯蛋白质的最终水解产物只有氨基酸，没有任何非蛋白质的成分。自然界中的许多蛋白质是单纯蛋白质。这类蛋白质又可分为清蛋白、球蛋白、谷蛋白、醇溶蛋白、组蛋白、精蛋白、胶原蛋白和弹性蛋白等。

（2）结合蛋白质　结合蛋白质是指最终水解产物除氨基酸外，还有碳水化合物、脂肪、色素、磷酸等非蛋白成分。结合蛋白包括核蛋白、磷蛋白、脂蛋白、糖蛋白、色蛋白等五种。

2. 从营养学角度分类

按照构成蛋白质的必需氨基酸的种类、数量和比例，蛋白质可分为完全蛋白质、半完全蛋白质和不完全蛋白质。

（1）完全蛋白质　完全蛋白质含有全部必需氨基酸，数量充足，种类齐全，比例恰当，即必需氨基酸模式合理。如牛奶中的酪蛋白、乳清蛋白，鸡蛋中的卵白蛋白、卵黄磷蛋白，黄豆中的大豆球蛋白等均属此类。若作为膳食蛋白质的唯一来源，既可维持生命，又能促进生长发育。

（2）半完全蛋白质　半完全蛋白质含有全部必需氨基酸，但各氨基酸的比例不合理。如谷蛋白等。若作为膳食蛋白质的唯一来源，可以维持生命，但无法促进生长发育。

（3）不完全蛋白质　不完全蛋白质不能提供人体所需要的全部必需氨基酸，即必需氨基酸模式极不合理。如肉皮中的胶原蛋白质等。若作为膳食蛋白质的唯一来源，既不能维持生命，更谈不上促进生长发育。

（二）食物中蛋白质的营养价值评定

评价食物蛋白质的营养价值，一般从"质"和"量"两个方面来评价。

1. 食物中蛋白质的含量

蛋白质含量是评定食物蛋白质营养价值的基础。如果没有一定的数量，再好的蛋白质也无法满足机体需要，更不能发挥应有的作用。

各种蛋白质的含氮量接近，约占蛋白质质量的 16%。所以，测出某种蛋白质的含氮量后，再乘以 6.25 的系数，就能得出食物样品中蛋白质的含量。几种食物中蛋白质的含量见表 2-6。

表 2-6　几种食物的蛋白质含量

种　　类	蛋白质含量/%	种　　类	蛋白质含量/%
苹果	2.8	瘦猪肉	20.2
稻米（上白粳）	7.8	鸡蛋	34.6
带鱼	52.1	黄豆	35.0
小麦粉（富强粉）	10.7	豆腐（北）	41.1
马铃薯	11.9	牛肉	46.0
花生米	19.2		

注：该表摘自湖北高新职业培训学校《营养与膳食》。

食物含氮量通常采用凯式定氮法测定。

2. 蛋白质"质"的测定

蛋白质"质"的测定方法有生物学法和化学分析法两种。生物学法是通过生物实验，测定食物蛋白质在生物体内的利用率，其中较常用的有蛋白质的消化率、蛋白质功效比值（PER）、蛋白质生物价（BV）和蛋白质净利用率（NPU）等。化学分析法是借助化学分析仪器及方法，分析食物中蛋白质的氨基酸含量及其构成比例的方法。

（1）蛋白质的消化率　蛋白质消化率是指蛋白质被消化吸收的程度，即吸收氮与摄入氮的比值。蛋白质的消化率越高，被机体吸收的可能性就越大，营养价值也越高。蛋白质的消化率包括表观消化率（AD）和真消化率（TD），计算公式如下：

$$蛋白质的表观消化率（AD）=\frac{食物氮-粪氮}{食物氮}\times100\%$$

$$蛋白质的真消化率（TD）=\frac{食物氮-（粪氮-粪代谢氮）}{食物氮}\times100\%$$

在实际应用中，经常不考虑粪代谢氮。这样不仅能简化试验，而且测量结果较低，对人体有一定的安全性。

影响蛋白质消化率的因素很多，如蛋白质的性质、人体的消化功能和心理因素及食物的属性、膳食纤维的含量、烹调方法和同时进食的其他食物等。

（2）蛋白质生物价　蛋白质生物价（BV），能反映吸收后的蛋白质被机体利用的程度。蛋白质的生物价越高，表明用于人体蛋白质合成的蛋白质数量越多，营养价值越高。计算公式如下：

$$生物价(BV) = \frac{储留氮}{吸收氮} \times 100\%$$

$$吸收氮 = 食物氮 - (粪氮 - 粪代谢氮)$$

$$储留氮 = 食物氮 - (尿氮 - 尿内源氮)$$

（3）蛋白质净利用率　蛋白质净利用率（NPU）能全面地反映食物中蛋白质的利用程度，因为它包括食物蛋白质的消化和利用两个方面。计算公式如下：

$$蛋白质的净利用率(NPU) = 消化率 \times 生物价$$

（4）蛋白质的功效比值　蛋白质的功效比值（PER）是指每摄入 1g 蛋白质所增加的动物体重。该指标被广泛用于婴儿食品中蛋白质的评价指标。计算公式如下：

$$蛋白质的功效比值(PER) = \frac{动物体重增加量(g)}{摄入食物蛋白质(g)}$$

（5）氨基酸评分　一般用鸡蛋蛋白质作为参考氨基酸（其氨基酸模式见表2-7）。将每克待评蛋白质的每种必需氨基酸与等量参考蛋白质的相应氨基酸进行比较，得到的百分数就是氨基酸评分。计算公式如下：

$$蛋白质的氨基酸评分 = \frac{每克待评蛋白质中某种 EAA 含量(mg)}{每克参考蛋白质中对应 EAA 含量(mg)} \times 100\%$$

表 2-7　参考蛋白质的氨基酸构模式

氨 基 酸	mg/g 蛋白质	氨 基 酸	mg/g 蛋白质
异亮氨酸	40	苏氨酸	40
亮氨酸	70	色氨酸	10
赖氨酸	55	缬氨酸	50
蛋氨酸＋胱氨酸	35	苯丙氨酸＋酪氨酸	60

注：1973 年联合国 FAO 提出的模式。

四、蛋白质的推荐摄入量及食物来源

（一）蛋白质的推荐摄入量

人体对蛋白质的需要量随年龄的不同而有很大的变化，婴幼儿、儿童及青少年对蛋白质的需求量按每千克体重来讲要远远高于成年人。

在发达国家，成人的蛋白质摄入量为每千克体重 0.8g。中国以植物性食物为主，蛋白质的供应量稍高，约为 1.16g/(kg·d)。若以成年男性的平均体重为 63kg、女性为 56kg 计，则成年轻体力劳动者的蛋白质推荐量为男性 75g/d，女性

65g/d；重体力劳动者为男性90g/d，女性80g/d；而中等体力劳动者的男性、女性分别为80g/d和70g/d。

中国营养学会2000年提出的中国居民膳食蛋白质推荐摄入量（RNI），是比较安全和可靠的。

（二）蛋白质的食物来源

蛋白质广泛存在于动植物食物中，如瘦肉、家禽、动物内脏类、鱼、虾、乳类、蛋类等动物性食品中的蛋白质和粮谷类（6％～10％）、干豆类、硬果类（15％～25％）、薯类（2％～3％）、黄豆（36％）等植物性食品中的蛋白质。

五、蛋白质在食品加工过程中的变化

在食品加工过程中，蛋白质会发生一系列理化变化。研究食品在加工过程中的变化情况，对选择合适的工艺条件，最大限度地保留原料的营养成分有积极的意义。

1. 热加工

（1）热加工的有益作用

① 杀菌和灭酶。加热是食品储藏最有效和最普通的方法。因为加热可以使蛋白质变性，因而可杀灭微生物和钝化酶，达到防止食品腐败变质的效果，相对地保存了食品中的营养素。

② 提高蛋白质的消化率。加热使食物中的蛋白质变性后，更有利于蛋白酶水解，从而提高了蛋白质的消化率。如生鸡蛋的消化率只有50％，而熟鸡蛋的消化率几乎达到100％。

③ 破坏某些嫌忌成分。加热可破坏食物中的某些毒性物质、酶抑制剂等嫌忌成分，从而使其营养价值大为提高。如大豆中的胰蛋白酶抑制剂和植物红细胞凝集素等，经过加热很容易被破坏，使蛋白质的消化率增加。

但是，加热过度会引起蛋白质营养价值的下降。

（2）热加工的有害作用

① 氨基酸的破坏和蛋白质的交联。加热会降低蛋白质的营养价值，加热可引起赖氨酸、胱氨酸和其他氨基酸的破坏。如牛奶采用超高温灭菌时，氨基酸的利用率几乎不受影响；若采用传统的高温长时杀菌法，赖氨酸和胱氨酸的含量可分别下降10％和13％。

加热会使蛋白质分子之间或分子内部产生许多交联键。由于交联键能掩蔽蛋白质分子中蛋白酶的作用位点，所以会降低蛋白质的水解程度，进而影响蛋白质的营养价值。

② 美拉德反应。在热处理的过程中，蛋白质或氨基酸中的氨基很容易与还原糖的羰基发生美拉德反应（羰氨反应或Maillard反应），生成类黑色素。由于该反

应不是由酶引起的，所以又称为非酶褐变。美拉德反应的生成物几乎不能被机体消化吸收，直接降低了蛋白质的消化利用率，引起蛋白质营养价值的下降。

此外，美拉德反应还可赋予食品诱人的色泽和香气，在食品加工中有重要的应用。

③ 蛋白质和脂肪的作用。在加热的条件下，蛋白质、脂肪会发生共价结合和脂类诱导的蛋白质聚合反应。这类作用能使蛋白质功效比和生理价值降低。

由此可见，食品加工中选择适宜的热处理条件，可以有效保持蛋白质的营养价值。

2. 碱处理

蛋白质用碱处理后可使许多氨基酸发生异构化，导致营养价值的降低。此外，在碱处理期间，蛋白质分子间或分子内会形成交联键，生成某些新氨基酸如赖丙氨酸。赖丙氨酸不仅妨碍蛋白质的消化作用、降低赖氨酸的利用率，还降低蛋白质的营养价值。

第三节　脂　　类

一、脂类的生理功能

（一）脂肪的定义

脂类包括脂肪（即甘油三酯）和类脂，类脂包括磷脂和固醇类等。食物中有95％的脂类是脂肪，人体内99％的脂类也是脂肪。

（二）脂类的生理功能

脂类是人体所需的主要营养素之一，具有重要的生理功能。

1. 是人体重要的组成成分

脂类是人体组织细胞的重要组成成分。皮下脂肪也是机体的储存组织，类脂是细胞、细胞器膜、脑和外周神经组织的组成成分；固醇还与体内某些激素的合成有关。

人体血液、神经、内分泌腺体中都含有脂肪，而且对机体代谢起着重要作用，其含量相对较稳定，不受膳食脂肪含量的影响，故称为功能脂肪。

2. 供能与保护机体

每克脂肪可供能 9kal（37.6kJ），比碳水化合物和蛋白质高一倍多。此外，脂肪还有保持体温、支持和保护体内各种脏器的作用。

3. 提供必需脂肪酸和促进脂溶性维生素的吸收

脂肪所提供的多不饱和脂肪酸中，有的是机体必需的脂肪。必需脂肪酸具有重要的生理作用。

脂肪是脂溶性维生素的载体，脂溶性维生素只有以脂肪为载体才能被吸收，所以保证膳食脂肪的含量，可促进脂溶性维生素的吸收利用。

二、脂类的一般组成

（一）脂类的分类

脂肪按其结构和组成可分为简单脂肪、复合脂肪和衍生脂肪（见表2-8）。

表 2-8　脂肪的分类

主　　类	亚　　类	
简单脂肪	脂肪	甘油＋脂肪酸（占天然脂肪的99％左右）
	蜡	长链脂肪醇＋长链脂肪酸
复合脂肪	磷脂	
	糖脂	
衍生脂肪	类胡萝卜素、类固醇、脂溶性维生素等	

（二）脂类的化学结构

1. 脂肪的化学结构

脂肪是最普通的脂类物质，广泛存在于动植物中。从化学结构看，脂肪都是由甘油和脂肪酸缩合而成的酯类。其中，甘油三酯是最常见的，由一分子甘油和三分子脂肪酸缩合而成。如果甘油只有一个或两个羟基被脂肪酸酯化，则分别称为甘油单酯和甘油二酯，或叫单酰甘油或二酰甘油，它们在天然脂肪中的含量甚微（以质量计为0.1％～0.4％）。

2. 脂肪酸的化学结构

脂肪酸是脂类化合物的主要成分之一，分为饱和脂肪酸和不饱和脂肪酸两大类。饱和脂肪酸是指碳链上没有不饱和键的脂肪酸，不饱和脂肪酸是指碳链上有一个或一个以上不饱和双键的脂肪酸，具有两个以上不饱和双键的脂肪酸又称为多不饱和脂肪酸。

（1）饱和脂肪酸　天然食用油中存在的饱和脂肪酸主要是长链（C＞14）、直链、具有偶数碳原子的脂肪酸，但在乳脂中也含有一定数量的短链脂肪酸，而奇数碳原子的脂肪酸及支链的饱和脂肪酸则很少见。常见的饱和脂肪酸见表2-9，其中的酪酸、软脂酸、硬脂酸具有重要意义，是许多食用脂肪的重要组成成分。

饱和脂肪酸的物理性状随分子量不同而不同。分子量小的低级脂肪酸在室温下呈液态，分子量大的高级脂肪酸在室温下呈固态；熔点和凝固点随分子量增加而提高；在有机溶剂中的溶解度随温度升高而增加。

（2）不饱和脂肪酸　不饱和脂肪酸属于烯酸类，主要有油酸、亚油酸和亚麻

表 2-9　饱和脂肪酸

脂　肪　酸	俗　　名	结　构　式	特 殊 来 源
丁酸	酪酸	C_3H_7COOH	乳脂
己酸	己酸	$C_5H_{11}COOH$	乳脂
辛酸	辛酸	$C_7H_{15}COOH$	乳脂
癸酸	羊蜡酸	$C_9H_{19}COOH$	乳脂
十二碳酸	月桂酸	$C_{11}H_{23}COOH$	种子油
十四碳酸	肉豆蔻酸	$C_{13}H_{27}COOH$	种子油
十六碳酸	软脂酸	$C_{15}H_{31}COOH$	几乎所有天然脂肪中均有
十八碳酸	硬脂酸	$C_{17}H_{35}COOH$	体脂
二十碳酸	花生酸	$C_{19}H_{39}COOH$	花生油

注：该表摘自河南职业技术师范学院版《食品营养学》。

酸。其中，油酸广泛存在于植物油中，如芝麻油、花生油，牛、羊脂中也有（见表2-10）。

表 2-10　不饱和脂肪酸

$Cx:y$	双 键 位 置	常 用 名	熔点/℃	含 有 物
16:1	9	棕榈油酸	0.5	黄油、猪
18:1	9	油酸菜	10.9～11.5	一般动植物
18:2	9,12	亚油酸	-5.0～-5.2	一般植物油
18:3	9,12,15	亚麻油酸	-10.0～-11.3	亚麻子油,大豆油
20:4	5,8,11,14	花生四烯酸	-49.5	肝脏磷脂质
22:1	13	芥子酸	34.7	菜子油
22:5	4,8,12,15,19	沙丁鱼油酸	-78.0	鱼油
22:6	4,7,10,13,16,19	二十二己油酸		鱼油,鱼肝油

注：该表摘自河南职业技术师范学院版《食品营养学》。

由于不饱和脂肪酸分子中含有双键，所以化学性质很不稳定，而且双键数目越多，不稳定性越强。熔点比相同碳元素数的饱和脂肪酸低，常温下多呈液态，易氧化，在储藏过程中易酸败。

（3）必需脂肪酸　必需脂肪酸属不饱和脂肪酸，是指在体内不能合成、必须从食物中摄取的脂肪酸。通常认为，亚油酸、亚麻油酸和花生四烯酸是必需脂肪酸，但有研究者认为亚麻酸在体内可由亚油酸合成，花生四烯酸的结构不符合必需脂肪酸的结构要求，故亚油酸是最重要的必需脂肪酸，几种食物中亚油酸的含量见表2-11。

必需脂肪酸是机体不可缺少的营养素，有以下重要功能：

① 是组织细胞的组成成分，对线粒体和细胞膜尤为重要，可保持皮肤微血管正常通透性，保护皮肤免遭放射线的伤害。

② 有利于妊娠、授乳和精子的形成。

③ 参与胆固醇代谢和前列腺素的合成。

④ 参与脂肪代谢。

必需脂肪酸的最好来源为植物油，但菜油和茶油中含量较少。

由表 2-11 可知，必需脂肪酸的含量，动物油脂较植物油低，鸡、鸭油较其他动物油脂高。在肉品中，必需脂肪酸在鸡、鸭肉中含量最高，动物的心脏、肝、肾和肠等内脏的含量又高于肌肉组织。

一般认为，必需脂肪酸的供给量每日至少需要 8g 左右。需要特别注意的是，婴儿对必需脂肪酸的需要量较成年人迫切，也较敏感。

表 2-11　几种食物中亚油酸的含量（相当食物中脂肪总量的百分比）

名　　称	含量/%	名　　称	含量/%
棉子油	55.6	猪肉（瘦）	13.6
豆油	52.2	猪肉（肥）	8.1
玉米胚油	47.8	牛肉	5.8
芝麻油	43.7	羊肉	9.2
花生油	37.6	鸡肉	24.2
米糠油	34.0	鸭肉	22.8
菜油	14.2	猪心	24.4（另含花生四烯酸 15.9）
茶油	7.4	猪肝	15.0（另含花生四烯酸 11.2）
猪油	6.3	猪肾	16.3
牛油	3.9	猪肠	14.9
羊油	2.0	羊心	13.4
鸡油	24.7	兔肉	20.9
鸭油	19.5	鸡蛋粉	13.0
黄油	3.6	鲣鱼	16.4

注：该表摘自河南职业技术师范学院版《食品营养学》。

3. 类脂质及其化学结构

类脂是一类具有重要营养、生理学意义的食品成分。常见的类脂有磷脂和固醇。

（1）磷脂　磷脂存在于动植物性食品中，每种生物体的磷脂都具有各自的特点。含磷脂丰富的食物见表 2-12。

表 2-12　含磷脂丰富的食物　　　　　　　　　%

名　　称	含　量	名　　称	含　量
蛋黄	8～10	动物心	1.2～3.4
动物脑	3.7～6	豆类	0～2.2
动物肝	1.0～4.9		

注：该表摘自河南职业技术师范学院版《食品营养学》。

磷脂的化学构成决定了它的性质，比如磷脂的乳化作用。每个磷脂分子都具有亲水基团（磷酸羟基、含氮碱氨基）和亲脂基团（脂肪酸烃残基），所以既可以亲水也可以亲油，可作为乳化剂使用，在人造黄油、蛋黄酱和巧克力的生产中，常用磷脂（卵磷脂）作乳化剂。

（2）固醇　固醇有植物固醇、动物固醇和真菌固醇之分。其中，动物固醇中的胆固醇具有特殊的生理意义。

① 胆固醇是细胞膜、核膜、线粒体膜等生物膜的重要组成成分，也是神经髓鞘的重要组成成分。体重 70kg 的正常成年人，体内约含胆固醇 140g。

② 胆固醇在肝细胞酶系的作用下，可转变为胆汁酸盐，并经胆道排入肠腔。胆汁酸有很强的乳化作用，可促进脂肪、脂肪酸、胆固醇、脂溶性维生素的消化吸收。

③ 胆固醇的氧化产物——7-脱氢胆固醇同麦角固醇一样，是维生素 D 的前体。

④ 胆固醇能转变成类固醇激素，如在肾上腺内合成肾上腺皮质激素，在睾丸中转换成睾酮、孕酮等性激素。

必须注意的是，尽管胆固醇对人体有重要作用，但过多摄入却对健康有害。胆固醇存在于所有动物脂肪中（$0.1\% \sim 0.4\%$）。一些食品中的胆固醇含量见表 2-13。

表 2-13　一些食品中的胆固醇含量　　　　　　　　　　mg/100g

食品种类	蛋黄	猪肾	猪肝	黄油	猪肉(瘦)	牛肉(瘦)	鱼(比目鱼)
含量	1010	410	340	240	70	60	50

注：该表摘自阚建全主编的《食品化学》。

三、膳食脂类与健康

脂类与人体健康有密切的关系。

脂溶性维生素必须以脂肪为载体才可被吸收利用，如果机体摄取脂肪不足，就会影响脂溶性维生素的吸收利用，导致某种维生素缺乏，影响身体健康。

亚油酸是人体必需脂肪酸，必须通过膳食来补充，缺乏就会导致皮肤微血管通透性变差、机体代谢紊乱等问题。

此外，当血液中的饱和脂肪酸与胆固醇过高时，极易结合成酯，并沉积在动脉内壁上，引起血管内径变窄，导致血压升高，并促进动脉硬化。而不饱和脂肪酸可促进胆固醇分解，能降低血脂，对预防心血管疾病有积极的意义。

随着人们生活水平的提高，膳食中脂肪供给量不断增加，特别是动物脂肪。摄入过量动物脂肪对机体是不利的。实验表明，初断奶小白鼠用含脂肪 5% 的饲料喂养，平均寿命为 157d，而用含 20% 脂肪的饲料喂养，平均寿命则为 140d。因此，应控制膳食中的脂肪量，尤其是动物性脂肪，应选择低熔点、易消化、含脂溶性维生素和必需脂肪酸量高的脂肪食用，一般来说植物油较动物油为好。

四、脂类的摄入量与食物来源

脂肪的供给量，易受饮食习惯、季节和气候等因素的影响，变化范围比较大。

一般认为，成人膳食中脂肪提供的能量应占摄入总能量的 20％～30％，儿童和青少年可达 25％～30％，亚油酸约为 6g，胆固醇的摄入量在 300mg 以下。此外，还要同时考虑饱和脂肪酸和不饱和脂肪酸之间的比例。多数学者建议，n-3 与 n-6 脂肪酸的摄入比控制在 1：（4～6）比较合适。

五、脂类在食品加工过程中的变化

脂类在食品加工过程的变化对其营养价值有明显的影响，甚至呈现一定的毒性和致癌作用。常见的变化有脂肪的水解、氧化、分解和聚合等。

（一）水解酸败

水解酸败是指脂肪在加热、酸、碱或酶的作用下发生水解而生成游离脂肪酸。油脂在碱性条件下的水解称为皂化反应，水解生成的脂肪酸盐即为肥皂，故可用在工业上制肥皂。

水解产生的游离脂肪酸可产生不良酸败味，导致油脂品质下降，甚至失去食用价值。当游离脂肪酸含量在 2％ 以上时，油脂即产生不良风味，当游离脂肪酸的含量在 0.75％ 以上时，就会促进其他脂肪酸分解，产生更多短链脂肪酸（C_4～C_{12}），导致油脂更快酸败。但是，在有些食品的加工中，轻度水解是有利的，如巧克力、干酪及酸奶的生产。

（二）油脂在高温下的化学反应

油脂经长时间高温加热，会发生分解、聚合和缩合等反应，从而出现黏度增大、碘值降低、酸价升高等现象，并产生刺激性气味。

（1）热分解 饱和脂肪酸和不饱和脂肪酸在高温下都会发生热分解反应，分解产物有醛、酮、醇、酸等，具强烈刺激性气味。金属离子（如 Fe^{2+}）的存在，可催化热分解反应。

（2）热聚合 油脂在高温条件下，可发生非氧化热聚合和氧化热聚合。聚合反应会导致脂肪酸黏度增大，泡沫增多。

非氧化热聚合，是甘油酯分子内部或分子之间发生的反应，生成的聚合物有毒性。亚麻子油和鱼油等不饱和脂肪酸含量高的油脂很容易发生热聚合，所以亚麻子油不能用于煎炸食品。

氧化热聚合反应发生在 200～230℃ 条件下，产生大量的二聚体，有些二聚体是有毒性的，这种物质在体内被吸收后与酶结合，可使酶失去活性而引起生理异常。此外，这些二聚体还能妨碍其他营养物质的消化吸收。铜等金属离子对氧化聚合有促进作用，所以，油炸食品机械要尽量避免使用铜部件。

（3）缩合 在高温下，特别是在油炸条件下，油脂先发生部分水解，然后再缩合成分子量较大的环氧化合物。高温下油炸食品，食物中的水分渗入油中，或者油与水蒸气接触，都会引起油脂的水解，进而发生热缩合。

油在高温下发生的化学反应，并不一定都是负面的，油炸食品中香气的形成与油脂在高温条件下的某些反应产物有关，通常油炸食品香气的主要成分是羰基化合物（烯醛类）。然而油脂在高温下过度反应对油的品质、营养价值均不利，所以，在食品加工过程中，一般宜将油脂的加热温度控制在150℃以下。

（三）氧化酸败

氧化酸败是影响食品感官质量、降低食品营养价值的很重要的原因。油脂暴露在空气中会自动氧化，引起性质与风味的改变，由脂类而产生的分解产物具有更强烈的不良风味。当有含游离氨基的化合物如蛋白质、氨基酸等存在时，脂类氧化产物可通过氢键与之结合，影响其消化性和可口性。单不饱和脂肪酸自动氧化后可形成反式脂肪酸，反式脂肪酸无法被人体消化利用，所以会降低脂类的营养价值，并使必需脂肪酸丧失生物活性。

第四节 碳水化合物

一、碳水化合物的生理功能

碳水化合物又称糖类，由 C、H、O 三大元素组成。因其分子式中 H 和 O 的比例为 2∶1，类似于水分子（H_2O），故称为碳水化合物。碳水化合物具有重要的生理功能。

（1）构成组织细胞的成分 所有神经细胞和细胞核中都含有糖类物质。糖蛋白是细胞膜的组成成分之一，核糖和脱氧核糖参与遗传物质的构成，糖类物质还在抗体、酶和激素中存在。

（2）供能 人体所需要的热量的 60%～70% 来自碳水化合物。特别是人的大脑，所需要的能量必须由血液中的葡萄糖供应。若血糖过低，就有可能出现休克、昏迷甚至死亡。

（3）保护肝脏 满足能量需要后剩余的碳水化合物，一部分合成肝糖原储存于肝脏，并有增强肝细胞再生、促进肝代谢和发挥解毒的功能。

（4）合成体脂肪 当满足能量和糖原储存之后，剩余部分则转变成脂肪储存于体内。

（5）保护蛋白质 当机体内碳水化合物供给不足时，其能量来源要靠分解蛋白质或膳食蛋白质得以满足。这种分解，是不经济的，而且对机体有害。故足够的碳水化合物供应，对蛋白质有保护作用。

（6）促进消化 蔬菜、水果富含纤维素和果胶物质，虽不能被机体消化吸收，但对胃肠的蠕动、消化液的分泌有促进作用，能促进消化与排便。据营养学家试验证明，纤维素对降低血中胆固醇含量和预防结肠癌的发生有一定效果。

二、膳食中主要的碳水化合物

碳水化合物在自然界分布最广，来源最丰富，在三大有机物中居于首位。在植物体内，碳水化合物主要以淀粉形式存在，含量可高达 70%（以干物质计）；动物体内的含量不多，主要以糖原、葡萄糖的形式存在。

1998 年 FAO/WHO 按照碳水化合物的聚合度（DP）将其分为糖、低聚糖和多糖三类，主要的膳食碳水化合物见表 2-14。

表 2-14 主要的膳食碳水化合物

分类（DP）	亚组	组成
糖（1~2）	单糖	葡萄糖、半乳糖、果糖
	双糖	蔗糖、乳糖、海藻糖
	糖醇	山梨醇、甘露糖醇
低聚糖（3~9）	异麦芽低聚糖	麦芽糊精
	其他寡糖	棉子糖、水苏四糖
多糖（>9）	淀粉	直链淀粉、支链淀粉、变性淀粉
	非淀粉多糖	纤维素、半纤维素、果胶等

注：该表源于中国居民膳食营养素参考摄入量。

根据分子结构的不同，糖类又可分为单糖、双糖及低聚糖。其中单糖是最简单的糖，每个分子含有 3~7 个碳原子，包括丙糖、丁糖、戊糖、己糖及庚糖，即其分子内分别含有 3 个、4 个、5 个、6 个及 7 个碳原子。

（一）单糖及糖醇

1. 单糖

食品中的单糖主要有葡萄糖、半乳糖和果糖。

（1）葡萄糖　葡萄糖广泛分布于动植物体内，以植物性食物中最为丰富，如葡萄中含量高达 20%，故称葡萄糖。在动物的血液、肝脏、肌肉内，也含有少量葡萄糖。葡萄糖是机体吸收、利用最好的单糖。

（2）果糖　果糖存在于水果和蜂蜜中，是天然糖中最甜者。食物中的果糖在肝脏中转变为肝糖，而后分解为葡萄糖。

（3）半乳糖　由乳糖分解而来，在人体内转变成肝糖后被机体利用。半乳糖很少以单糖形式存在于食物中。

2. 糖醇

糖醇主要包括山梨醇、木糖醇等。其中以山梨醇应用较多，也较为重要。工业上多以羟化葡萄糖来制造山梨醇。山梨醇在体内转变为果糖，90% 以上被肠道吸收，但其吸收过程比葡萄糖要慢得多，故对血糖的影响小于葡萄糖。因此，山梨醇可用于糖尿病病人的食品中。

木糖醇的甜度与蔗糖相近，但与蔗糖的最大不同是：木糖醇具有抗龋齿作用。

（二）双糖及低聚糖类

1. 双糖

（1）蔗糖　由一分子葡萄糖和一分子果糖缩合而成，易溶于水，加热至200℃变成黑色焦糖。甘蔗、甜菜中含蔗糖较多，水果中也有。我们日常食用的白糖、红糖均属蔗糖。

（2）麦芽糖　由两分子葡萄糖组成，为针状晶体，易溶于水。唾液、胰液中的淀粉酶可将淀粉水解为麦芽糖。

（3）乳糖　存在于哺乳动物的乳汁中，人乳中含5%～8%，牛乳中含4%～5%，羊乳中含4.5%～5%。乳糖是由一分子葡萄糖和一分子半乳糖缩合而成，为白色晶体，易溶于水。乳糖作为日常婴儿食用的主要碳水化合物，在维持肠道菌群平衡、促进钙吸收方面有重要意义。

2. 低聚糖

低聚糖即寡糖，是由3～9个单糖缩聚成的一类小分子多糖。有许多低聚糖具有重要的生理功能，比较重要的是豆类中的棉子糖和水苏四糖。摄入大量豆类所引起的腹胀主要与水苏四糖等的存在有关，它们在小肠中不能被酶消化，但可被结肠内的细菌发酵产气。

以上提及的糖类都能刺激味蕾产生甜的感觉，各种糖的甜度不一，详见表2-15。此外，人工甜味剂也可产生甜味，但不具有营养价值。

表 2-15　常见糖及有关碳水化合物的相对甜度

名　称	甜　度	名　称	甜　度
蔗糖	100	山梨糖	54
乳糖	16	葡萄糖	74
麦芽糖	32	果糖	174
木糖醇	120		

（三）多糖

由9个以上的单糖分子缩聚而成的大分子碳水化合物称为多糖。

1. 淀粉

淀粉根据结构可分为两类，一类是直链淀粉，易溶于热水、易老化、遇碘变蓝色，可全部被淀粉水解酶水解成麦芽糖；另一类为支链淀粉，不溶于水、在热水中易吸水糊化、遇碘变紫红色，在淀粉酶的作用下只有62%水解成麦芽糖。

淀粉多以颗粒形式存在于植物种子、根茎中。

2. 糖原

糖原即动物性淀粉。糖原可溶于水，是葡萄糖在动物及人体内储存的主要形式，人体内的糖原约有1/3存在于肝脏中，2/3存在于肌肉中。肝糖原可维持正常的血糖浓度，肌糖原则为肌肉运动提供能量。

3. 膳食纤维

膳食纤维主要有纤维素、半纤维素和果胶等，不能被人体消化吸收，但可促进胃肠蠕动，起到预防便秘的作用；能阻碍机体对胆固醇的吸收，起到预防心脑血管疾病的作用。但摄入过多，也会影响机体对蛋白质等营养素的吸收利用。膳食纤维及其生理功能详见本章第七节。

三、碳水化合物的摄入量与食物来源

中国营养学会推荐的我国居民的碳水化合物的膳食供给量以占总热量的60%～70%为较合理，而对膳食纤维的摄入量无明确的推荐数据，美国 FDA 提倡每日摄入纤维的量为 25mg。

膳食碳水化合物的主要来源是谷类、根茎类（多含淀粉）、蔬菜、水果（富含果胶和纤维素）等植物性食品及各种食糖。膳食应该以谷类、根茎类及蔬菜、水果为主，因为这些食物除含有大量碳水化合物外，尚还有其他营养物质，如蛋白质、矿物质、维生素等。表 2-16 是几种食物中的碳水化合物含量。

表 2-16　几种食物的碳水化合物含量

食 物 名 称	碳水化合物/%	食 物 名 称	碳水化合物/%
米	78.2	马铃薯	19.9
面粉	74.6	芋头	13.6
高粱	70.5	莲子(干)	61.9
玉米	74.9	栗子	41.5
豌豆	57.5	花生	15.5

四、糖类在食品加工过程中的变化

糖类在食品加工过程中会发生一系列的复杂反应。对食品加工比较重要的反应有以下几种。

1. 美拉德反应

糖类是多羟基醛或多羟基酮，分子内含有羰基，易与氨基化合物如氨基酸、蛋白质发生羰氨反应即美拉德反应，引起食品颜色加深，如焙烤面包的金黄色、烤肉的棕红色、熏干产品的棕褐色、松花蛋蛋清的茶褐色、酿造食品中如啤酒的黄褐色及酱油、陈醋的褐黑色等均与其有关。

2. 焦糖化反应

焦糖化反应是指糖类在没有氨基化合物存在的情况下，加热到熔点以上的高温（140～170℃）时所发生的褐变反应，又称卡拉蜜尔作用（caramelization）。

焦糖化反应在酸、碱条件下均可进行，经过一系列变化，生成焦糖等褐色物质，同时也失去了营养价值，但是如焦糖化作用控制得当，可以赋予食品诱人的色泽和风味。

第五节　维　生　素

维生素是维持人体正常生理功能所必需的一类微量有机化合物。它虽然不提供人体所需热量，也不参与机体组织构成，并且人体每天需要量很少，但是能够维持人体正常的生理功能，所以是人体所必需的营养素。

维生素种类很多，根据其溶解性的不同，可分为两大类，即脂溶性维生素和水溶性维生素。脂溶性维生素溶于脂肪及脂溶剂而不溶于水，主要包括维生素 A、维生素 D、维生素 E、维生素 K；水溶性维生素则溶于水而不溶于脂肪和脂溶剂，主要包括 B 族维生素、维生素 C 和维生素 PP 等。

一、脂溶性维生素

（一）维生素 A

维生素 A 又名视黄醇或抗干眼病维生素，分为维生素 A_1 和维生素 A_2，二者功能相似。维生素 A_1 主要存在于海水鱼的肝、乳脂、蛋黄中，并作为维生素 A 的参考标准；维生素 A_2 主要存在于淡水鱼的肝脏中，维生素 A_2 只占维生素 A_1 活性的 40%。

维生素 A 在空气中不稳定，易被氧化，并受紫外线的破坏，但存在于食品中的维生素 A 多以酯的形式存在，在加工过程中影响较小。

天然维生素 A 只存在于动物性食物中，但某些有色植物性食物中含有类胡萝卜素，其中一小部分可以在体内转化成维生素 A，所以类胡萝卜素又被称为维生素 A 原，其中 β-胡萝卜素最有效且活性最高，它可以产生两个等效的维生素 A，是维生素 A 的重要来源。

1. 生理功能

食物中的维生素 A 以酯的形式进入小肠后被水解为视黄醇和脂肪酸，在胆汁的协助下被吸收。维生素 A 在体内具有重要的生理功能。

（1）与视觉有关　维生素 A 是眼内感光物质——视紫红质的主要成分，有保护弱光下视力的作用。

（2）促进正常生长、发育　维生素 A 在细胞分化中具有重要作用，因此它对胎儿、幼儿生长发育具有重要意义。

（3）维持上皮细胞结构的完整性 维生素 A 营养良好时，人体上皮组织细胞可进行正常的生长和分化；反之，维生素 A 缺乏时，可引起上皮组织改变，如腺体分泌减少、皮肤干燥，甚至影响黏膜的正常功能。因此，维生素 A 对维护上皮组织健全十分重要。

（4）提高免疫力 研究发现，维生素 A 能增强人体免疫功能，捕捉自由基，有抗癌的作用，能预防上皮组织的肿瘤。

（5）参与维持正常骨代谢 维生素 A 缺乏易导致破骨细胞数目减少、成骨细胞功能失控，并导致骨膜骨质过度增生、骨腔变小、并压迫周围组织，出现神经压迫症状。

2. 缺乏症

维生素 A 缺乏时，可导致夜盲症和干眼病。其中，维生素 A 缺乏引起的干眼病被视为当前世界上四大营养缺乏病之一，详见第五章。

3. 食物来源与推荐摄入量

维生素 A 主要来源于动物性食品，含量最丰富的是各种动物肝脏，其次为蛋黄、黄油、鱼卵和全奶等。其中，鱼肝油中维生素 A 的含量很高，可作为婴幼儿的营养补充剂。另外，胡萝卜素作为维生素 A 原，主要来源于植物性食物如菠菜、韭菜、胡萝卜、甘薯、芒果、杏子和柑橘等有色蔬菜和水果中。

中国营养学会建议中国居民膳食维生素 A 的推荐摄入量（RNI）为成年男性 $800\mu g/d$，成年女性 $700\mu g/d$；维生素 A 的可耐受最高摄入量（UL）为成人 $3000\mu g/d$，18 岁以内 $2000\mu g/d$。

4. 过量与毒性

长期摄入过量的维生素 A 可导致厌食、过度兴奋、头发稀疏、肌肉僵硬和皮肤瘙痒等症。成人每日摄入 $15000\mu g$ 的维生素 A，$3\sim6$ 个月后可出现中毒现象。一般，摄入普通食物不会发生维生素 A 过多症，而大量摄入药物制剂或大量动物肝脏易出现以上症状。

（二）维生素 D

维生素 D 又称钙化醇或抗佝偻病维生素。具有维生素 D 活性的化合物约有 10 种，其中维生素 D_2（麦角钙化醇）及维生素 D_3（胆钙化醇）最为重要。维生素 D_2 可由酵母等食物中的麦角固醇经日光或紫外线照射转变而成，这就是多晒太阳能防止维生素 D 缺乏的主要原因，而麦角固醇和 7-脱氢胆固醇被称为维生素 D 原。

维生素 D 性质稳定，耐高温，不易氧化，中性、碱性条件下稳定性较高，在酸性条件下稳定性较差；对光敏感，易受紫外线照射而被破坏，而一般的储藏、加工或烹调对其影响不大。

1. 生理功能

（1）促进生长和骨骼钙化 维生素 D 能促进人体的骨、软骨及牙齿的钙化。

（2）提高机体对钙、磷的吸收　维生素 D 可参与体内血钙、血磷的调节，促进钙、磷的吸收。

（3）通过肠壁增加磷的吸收，并通过肾小管增加磷的再吸收。

（4）维持血液中枸橼酸盐的正常水平。

（5）防止氨基酸通过肾脏损失。

缺少维生素 D 时，容易引起佝偻病和骨质疏松，具体症状详见第五章。

2. 推荐摄入量和食物来源

在钙和磷摄入充足的条件下，我国居民膳食中维生素 D 的适宜摄入量为成人 $5\mu g/d$，儿童、乳母等 $10\mu g/d$。

维生素 D 在鱼肝油、动物肝、蛋黄中的含量较丰富，植物性食物如植物油、蘑菇中所含的麦角固醇需经紫外线照射后方可变为维生素 D。

3. 过量及毒性

长期摄入过多的维生素 D（5000IU）将引起高血钙和高尿钙，症状为食欲减退、过度口渴、恶心、呕吐、烦躁、便秘与腹泻交替出现，严重者将因肾、心脏和大动脉钙化而死亡。

（三）维生素 E

维生素 E 又名生育酚，耐热、酸、碱，对氧极为敏感，容易被氧化，是极有效的抗氧化剂。在正常烹调温度下，维生素 E 受到的破坏不大。

1. 生理功能

① 可健脑，维持中枢神经和血管系统的完整性。

② 可预防肿瘤，维持正常的生殖能力和肌肉正常代谢。

③ 可促进毛发生长，防止皮肤老化。

④ 可防止静脉曲张和痔，可预防动脉硬化。

⑤ 可治疗心绞痛，预防心肌梗死。

⑥ 有助于溃疡病和糖尿病的治疗。

⑦ 有益于老年人的免疫系统等。

维生素 E 不足会影响中枢神经系统，进而导致进行性神经疾病，其特征为反射作用丧失、肌肉无力、平衡能力丧失等。早产儿若维生素 E 严重缺乏，可致血中红细胞破裂，出现溶血性贫血。

2. 摄入量和食物来源

我国居民膳食中维生素 E 的适宜摄入量为成人 14 单位当量/d（1 单位当量＝1mg α-生育酚的活性）。维生素 E 主要来源于小麦胚芽油、葵花子油、榛子、核桃油、花生油、板栗、椰子、番茄、胡萝卜、黄豆油、橄榄油、花生、玉米、芦笋、燕麦和大豆等。

3. 过量及毒性

过量摄取维生素 E 可致恶心、口腔炎症、口唇皲裂、胃肠道症状、疲乏、月经紊乱，并可干扰维生素 K、维生素 D 的代谢，延长凝血时间。

（四）维生素 K

维生素 K 有耐热性，在正常的烹调过程中损失很少，但对光和碱很敏感，需避光保存。

1. 生理功能

维生素 K 有助于血液凝固；促进碳水化合物的吸收与利用；参与骨骼的钙代谢；防止新生儿出血疾病；预防内出血及痔疮；减少生理期大量出血等。

缺乏维生素 K 会致凝血障碍，表现为凝血时间延长，容易发生皮下出血、胃肠道出血、鼻出血及痔疮等。新生儿还容易发生出血疾病，如吐血、脐带及包皮部位出血等。

2. 推荐摄入量和食物来源

我国居民膳食中维生素 K 的适宜摄入量为成人 $70\sim100\mu g/d$。牛肝、鱼肝油、蛋黄、乳酪、优酪乳、海藻、紫花苜蓿、菠菜、甘蓝、莴苣、花椰菜、豌豆、香菜、大豆油都是膳食维生素 K 的良好来源。

3. 过量及毒性

过多补充维生素 K，孕妇会产生溶血性贫血，且其新生儿会出现高胆红素血症，甚至核黄疸。有特异性体质的老人，过量服用维生素 K 后，可诱发溶血性贫血、过敏性皮炎等。

二、水溶性维生素

（一）维生素 C

维生素 C 又名抗坏血酸。它在酸性溶液中比较稳定，易溶于水，遇热和碱会被破坏，与某些金属特别是铜接触破坏更快，因而在烹调过程中容易损失。

1. 生理功能

① 参与体内氧化还原过程，维持组织细胞的正常能量代谢，调节细胞内氧化还原电位。

② 维生素 C 对人体内的化学毒物（如铅、苯、砷等）引起的慢性中毒有解毒作用，并能阻断致癌物亚硝胺的形成。

③ 促进酪氨酸和色氨酸的代谢，延长机体寿命。

④ 改善脂类特别是胆固醇的代谢，预防心血管病。

⑤ 促进牙齿和骨骼的生长，防止牙床出血。

⑥ 增强机体对外界环境的抗应激能力和免疫力。

⑦ 促进骨胶原的生物合成，利于组织创伤的更快愈合。

2. 缺乏症

人类缺乏维生素 C 可引起坏血病，还能影响骨骼正常钙化。维生素 C 缺乏 3～

4个月后方出现症状。早期表现为身体乏力、食欲减退、易感染或伤口不易愈合等，小儿会出现生长迟缓、烦躁和消化不良，以后逐渐发展为牙龈萎缩、水肿、出血等。

3. 推荐摄入量和食物来源

我国居民膳食中维生素C的适宜摄入量为成人100mg/d。维生素C主要来源于新鲜蔬菜和水果，水果中以酸枣、山楂、柑橘、草莓、猕猴桃等含量为高；蔬菜中以辣椒含量最高，一般蔬菜的叶部比茎部含量高，新叶比老叶高，有光合作用的叶部含量最高。干豆类及种子不含维生素C，但当豆或种子发芽后则可产生维生素C。由于维生素C易受破坏，故烹调时间要短，并尽量减少与空气的接触。

（二）维生素 B$_1$

维生素 B$_1$ 又称硫胺素，易溶于水，在酸性环境中较稳定，在中性和碱性溶液中遇热很易被破坏。

1. 生理功能

① 为构成脱羧酶的辅酶，参与碳水化合物、脂肪和氨基酸的代谢。

② 维持神经、肌肉和循环系统的功能。

③ 促进乙酰胆碱的合成，并能抑制其分解，维持胃肠道的正常蠕动和消化腺的分泌功能。

2. 缺乏症

长期缺乏维生素 B$_1$ 可引起脚气病，具体症状详见第五章。该病多发于长期以精白米为主食而又缺乏其他副食补充的人群。

3. 推荐摄入量和食物来源

我国居民膳食中维生素 B$_1$ 的适宜摄入量为成人男性 1.4mg/d，女性 1.3mg/d。谷类、豆类、坚果类、瘦猪肉及动物内脏等食物是维生素 B$_1$ 的丰富来源。谷类的维生素 B$_1$ 主要存在于谷皮和谷胚内，因而吃粗制的糙米和带麸皮的面粉能摄入较多的维生素 B$_1$。瘦猪肉与动物肝脏的维生素 B$_1$ 含量也较丰富，不失为维生素 B$_1$ 的良好来源。

要防止维生素 B$_1$ 缺乏症，需合理安排膳食，所吃主食不要过于精细，并注意各种副食的补充。同时，采用正确的烹调方法如不要加碱、尽量不用高压锅蒸煮等，以避免维生素 B$_1$ 遭到破坏。

（三）维生素 B$_2$

维生素 B$_2$ 也称核黄素，有苦味，在中性和酸性溶液中对热稳定，在碱性溶液中加热后会破坏，还易被光特别是紫外线所破坏。

1. 生理功能

① 是机体内许多重要辅酶的组成成分，参与生物氧化过程。

② 对氨基酸、脂肪酸和碳水化合物代谢起着重要作用，促进能量释放。

③ 促进生长发育、润泽皮肤、维持皮肤和黏膜的完整性。

2. 缺乏症

人体缺乏维生素 B_2 时会发生代谢紊乱，出现口角炎、舌炎、唇炎和阴囊炎等一系列症状。口角炎表现为口角湿白、口角裂开、出血、糜烂、结痂等；舌炎表现为舌肿胀、裂纹、疼痛、萎缩、舌苔厚、舌苔部分脱落形成地图状等；唇炎表现为嘴唇发干、裂、肿胀、出血、溃疡等；眼炎表现为视力模糊、怕光、流泪、视力减退、眼易疲劳、角膜充血等。

3. 推荐摄入量和食物来源

我国居民膳食中维生素 B_2 的适宜摄入量为成人男性 1.4mg/d，女性 1.2mg/d。维生素 B_2 是我国居民膳食中最容易缺乏的维生素，所以要合理安排膳食，平时要多用食一些含核黄素丰富的食物。动物性食物，特别是动物内脏如肝、肾、心，以及鳝鱼、蛋、奶等含有丰富的核黄素；植物性食物中以豆类及绿叶蔬菜含量较多，谷类、一般蔬菜和水果含核黄素较少。另外，啤酒是唯一含核黄素较多的饮料。

（四）烟酸

烟酸又称尼克酸、抗癞皮病因子，是各种维生素中性质最稳定的一种维生素，溶于水，不易被酸、碱及热破坏，且不易被氧化破坏。

1. 生理功能

① 辅酶的组成成分。

② 参与脂肪、蛋白质和 DNA 的合成。

③ 降低血清的胆固醇水平。

④ 维护皮肤、消化系统和神经系统的正常功能。

2. 缺乏症

烟酸缺乏可致癞皮病，详见第五章。

3. 推荐摄入量和食物来源

我国居民膳食中烟酸的适宜摄入量为成人男性 14mg/d，女性 13mg/d。动物性食品，特别是动物内脏含有丰富的烟酸；蔬菜也是烟酸的良好来源；谷类食物中含量也不少，但其利用因加工的影响受到一定的限制。

（五）维生素 B_6

维生素 B_6 又称吡哆醇，为白色晶体，易溶于水和乙醇，对光比较敏感，在酸性溶液中稳定，碱性环境中易破坏。

1. 生理功能

① 作为辅酶参与约 100 种酶生化反应。

② 在蛋白质、糖类和脂类代谢中起到重要作用。

③ 可作为某些疾病的辅助治疗剂。

④ 参与脑或其他组织中能量的转化、核酸代谢等。

2. 缺乏症

成人缺乏维生素 B_6，表现为眼、鼻、口腔周围皮肤出现脂溢性皮炎，随后扩展到面部、前额、耳后、阴囊及会阴等部位，并出现舌炎及口腔炎症；同时伴随着情绪急躁、精神抑郁、嗜睡、肌肉萎缩、体重下降等。

幼儿维生素 B_6 缺乏，会发生烦躁、肌肉抽搐和惊厥、呕吐、腹痛以及体重下降等。婴儿长期维生素 B_6 缺乏，还会造成体重停止增长、低色素性贫血。

3. 推荐摄入量和食物来源

我国居民膳食中维生素 B_6 的适宜摄入量为成人 1.2mg/d。维生素 B_6 的食物来源很广泛，动植物中均含有，但一般含量不高。含量最高的为白色肉类（如鸡肉和鱼肉）；其次为动物肝脏、豆类和蛋黄等；水果和蔬菜中维生素 B_6 含量也较多；含量最少的是柠檬类水果、奶类等。

（六）叶酸

叶酸因存在于植物的叶子中而得名，在酸性环境中不耐热，在中性或碱性环境中耐热，易被日光破坏。

1. 生理功能

叶酸的主要生理功能是促进正常红细胞的再生；膳食中叶酸进入人体后需转化为四氢叶酸才具有活性，它作为多种酶的辅酶，主要是作为一碳单位的载体参与机体代谢。

2. 缺乏症

① 巨幼红细胞贫血　当缺乏叶酸时，骨髓中幼红细胞分裂增殖速度减慢，细胞体积增大，引起血红蛋白合成减少，表现为巨幼红细胞贫血，详见第五章。

② 孕妇缺乏叶酸，可使先兆流产、胎盘剥离的发生率增高；患有巨幼红细胞贫血的孕妇易出现胎儿宫内发育迟缓、早产及新生儿低出生体重。怀孕早期缺乏叶酸，还易引起胎儿神经管畸形（如脊柱裂、无脑畸形）等。

3. 推荐摄入量和食物来源

我国居民膳食中叶酸的适宜摄入量为成人 $400\mu g/d$。叶酸广泛存在于各种动植物食品中，富含叶酸的食物为动物肝、肾、鸡蛋、豆类、酵母、绿叶蔬菜、水果及坚果类，人体肠道细菌也能合成。

（七）泛酸

又叫遍多酸，广泛分布于自然界。纯泛酸是黄色的黏稠物，溶于水，中性条件下稳定，但在酸、碱或干热条件下易被破坏。

泛酸是辅酶 A 的组成成分，参与糖类、脂类和蛋白质的代谢，参与抗体和乙酰胆碱的合成；另外，可以防止毛发的由黑变灰。

泛酸来源广泛，一般极少出现缺乏。如果出现缺乏，会出现头痛、乏力、失眠、肠絮乱、手足感觉异常和人体免疫功能下降等。

我国居民膳食中泛酸的适宜摄入量为成人 5mg/d。泛酸来源广泛，畜禽的内脏、面粉和酵母等含量丰富，花生、大豆粉、蘑菇、蛋类、糙米和向日葵子也是泛酸的良好来源。

（八）生物素

生物素是一种含硫的维生素，无色、无臭，易溶于水，具有热稳定性，但在酸性或碱性条件下易被破坏。

生物素作为一些酶的辅酶，参与体内碳水化合物和蛋白质代谢作用，因此生物素对人体的能量代谢、细胞生长和 DNA 的生物合成等具有重要的作用。

生物素分布比较广泛，所以人体缺乏十分少见。若长期食用生鸡蛋可引起生物素的缺乏，因为生鸡蛋蛋清中含有抗生物素蛋白。生物素缺乏的典型症状是干燥的鳞状皮炎、舌炎、食欲减退、恶心、肌肉疼痛及精神压抑等，给予生物素后以上症状均消除。

我国居民膳食中生物素的适宜摄入量为成人 $30\mu g/d$。动物肝和肾以及大豆粉等生物素含量丰富，另外，花椰菜、蛋类、蘑菇、坚果和花生酱等是生物素的良好来源。

（九）维生素 B_{12}

维生素 B_{12} 又称为钴胺素，是一种含钴的维生素，而且是已知维生素中分子量最大的一个。维生素 B_{12} 是粉红色的针状晶体，溶于水和乙醇，弱酸性环境中稳定，但在强酸或强碱中易分解，而且在有氧化剂和还原剂以及二价铁离子存在时易分解破坏。

1. 生理功能

① 促进细胞的发育和成熟。

② 参与碳水化合物、脂肪和蛋白质的代谢。

③ 促进核酸和蛋白质的合成，从而有利于红细胞的生长成熟，以维持造血系统及神经系统的正常功能。

2. 缺乏症

（1）恶性贫血　当缺乏维生素 B_{12} 时，导致红细胞中 DNA 合成障碍，诱发巨幼红细胞贫血。

（2）神经系统损害　维生素 B_{12} 缺乏可引起精神抑郁、记忆力下降、四肢震颤等神经症状。

3. 推荐摄入量和食物来源

我国居民膳食中维生素 B_{12} 的适宜摄入量为 $2.4\mu g/d$。膳食中维生素 B_{12} 主要来源于动物食品如肉类、动物内脏、鱼、禽、贝壳类及蛋类，乳及乳制品中含量较少。植物性食品中基本不含维生素 B_{12}，所以素食主义者要注意维生素 B_{12} 的补充。

三、维生素在食品加工中的变化

食品在加工的过程中，不可避免会出现维生素的损失，其损失程度与加工方法有密切的关系。导致食品中维生素损失的主要因素有氧化、加热、金属离子、pH值、辐射等。

食品的加工方法很多，现就一些具体的加工操作对维生素的影响做简单的介绍。

1. 清洗和整理

水果和蔬菜在清洗过程中，维生素的损失不明显。但要尽量避免清洗过程中的挤压或碰撞，否则会增加水溶性维生素的损失，此外，也应尽量避免切后清洗的操作方法。

2. 热烫

在热烫过程中，维生素的损失很大。热烫一般分为蒸汽热烫和热水热烫两种，相比而言，蒸汽热烫时维生素损失比较少，而热水热烫中维生素损失比较大，尤其是水溶性维生素。可用微波的方法减少水溶性维生素的损失。

3. 冷冻

冷冻食品的维生素损失一般很小，但由于生成的冰结晶会对组织细胞造成一定的破坏，所以冷冻食品在解冻过程中，维生素会转入渗出的汁液中而流失掉。

4. 辐射

辐射是近年来发展起来的一种保藏方法，对食品能起到很好的保藏作用，但一些对射线比较敏感的维生素会有一定的损失。维生素 C 受射线的损害程度与辐射的剂量有直接关系，一般随着剂量的增大损失加剧；维生素 B_1 是 B 族维生素中对辐射最不稳定的维生素，根据有关记录，食品经过辐射加工后，约有 63% 的维生素 B_1 被破坏；而维生素 B_2 所受的影响比维生素 B_1 小。

脂溶性维生素对辐射也很敏感，其中维生素 E 最显著。脂溶性维生素对辐射的敏感程度各异，一般呈现如下规律性：维生素 E＞胡萝卜素＞维生素 A＞维生素 D＞维生素 K。

5. 碾磨

在碾磨过程中，麸皮和胚芽的分离是造成维生素损失的主要原因。以小麦为例，经过碾磨，除去麸皮和胚芽后，在降低产量的同时，还会出现维生素的损失。

谷类的加工程度和维生素的保留率有最直接的关系。加工程度越精，维生素含量越低，主要损失的是 B 族维生素。例如：稻谷的出米率为 100%、94.5% 和 90.02%，其维生素 B_1 的含量分别为 4.02%、2.46% 和 1.42%。

总之，维生素在加工过程中都有一定的损失，提高维生素的加工稳定性需要我们做进一步的研究。

第六节　矿　物　质

一、概述

构成人体的各种元素中，除去碳、氢、氧、氮等构成的有机物和水外，其余各种元素，无论含量多少，统称为矿物质。

（一）分类

矿物质既不能在体内合成，除排泄外也不能在体内消失。根据人体内的含量和人体需要量的不同，矿物质可分为两类，其中在体内含量较多、日需要量在100mg以上者称为常量元素，包括钙、磷、硫、钾、钠、氯、镁等；在体内含量较少、日需要量在100mg以下甚至以微克计量者称为微量元素，包括铁、锌、硒、锰、铜、碘、钼、钴、氟等。

（二）生理功能

矿物质在人体的需要量很少，总量不超过人体体重的4％～5％，但却是机体不可缺少的成分，主要功能表现在以下几个方面：

（1）是机体重要的组成成分　它们是构成机体组织的重要成分，骨骼和牙齿中含有大量的钙、磷、镁，人体内99％的钙、80％的磷存在于骨骼中；蛋白质含有硫、磷等。食物中长期缺乏矿物质，会造成生长发育不良、身材矮小。

（2）调节细胞渗透压，维持机体酸碱平衡　矿物质与蛋白质一起维持细胞内外液一定的渗透压，对体液的潴留和移动起重要作用；另外，矿物质中的酸性和碱性离子可和碳酸盐、磷酸盐及蛋白质等组成缓冲体系，能维持机体的酸碱平衡。

（3）保持神经和肌肉的适度兴奋　组织液中的矿物质，特别是一定比例的钾、钠、钙、镁等离子对保持神经、肌肉的兴奋性、细胞通透性以及细胞的正常生理功能有很重要的作用，如钾和钠可提高神经、肌肉的兴奋性，而镁和钙则降低其兴奋性。当血液中钙缺乏时，神经和肌肉就会过度兴奋，造成脾气焦躁，还会发生肌肉痉挛（俗称抽筋）。

（4）是构成某些功能物质的重要成分　如血红蛋白和细胞色素系统中的铁、甲状腺素中的碘等。某种矿物质一旦缺乏，就有可能引起某种生理障碍。

（5）改变食品的感官性状和营养价值　矿物质可作为食品的重要添加剂，对改善食品的感官特性和营养价值有很重要的意义。如氯化钙可作为豆腐的凝固剂，同时还可以防止果蔬制品软化；钙盐或铁盐可用于食品营养强化，以提高食品营养价值等。

（三）矿物质的生物有效性

矿物质的生物有效性是指食品中的矿物质实际被吸收和利用的可能性。机体对矿物质的吸收和利用，取决于食品供给矿物质的总量和可吸收程度，并与机体本身状态有关，所以矿物质的生物有效性并非是其固有特性，与其化学形式、颗粒大小、加工因素以及人体机能状态等因素有关。影响矿物质营养生物有效性的因素主要有以下几种：

（1）食物的可消化性　如果食物不易消化，即使营养成分再丰富也得不到有效利用。如麸皮、米糠中含很多 Fe、Zn，但这些物质的可消化性很差，因而不能利用。

（2）矿物质的化学与物理形态　在消化道中呈溶解状态的矿物质才能被吸收，矿物质颗粒的大小会影响可消化性和溶解度，因而也是影响生物有效性的因素。

（3）食品组成　食品的组成成分不同，也会影响矿物质的生物有效性。例如食品中的磷酸、草酸和植酸等都可与铁结合，降低其溶解度，从而降低机体对铁的吸收。蛋黄中铁的含量很高，但其中存在的卵黄磷蛋白能明显抑制铁的吸收等。

（4）加工方法　磨碎、增加细度可提高难溶元素的生物有效性；发酵面团中锌的有效性可提高不少；饼干在烘烤的过程中，可使在面粉中强化的二价铁盐变成三价铁盐，从而降低铁的生物有效性。

（四）成酸成碱作用

成酸食品通常指含成酸元素（氯、硫、磷）较多，在体内代谢成酸性的物质，如肉类、蛋类及制品，含丰富蛋白质、脂类和糖类，称为酸性食品，可降低血液的pH 值。蔬菜、水果等食品含钾、钠、钙和镁等元素丰富，在体内代谢后生成碱性物质，故水果、蔬菜称为碱性食品。应当指出的是并非具有酸味的食品是酸性食品，酸性物质和碱性物质是根据它们的代谢产物划分的。

二、常量元素

（一）钙

钙是人体中含量最丰富的矿物元素，约占人体总量的 1.5%～2%，主要集中在骨骼和牙齿等组织中。

（1）生理功能　钙是骨骼、牙齿的主要组成成分，并对骨骼、牙齿起着支持作用和保护作用。生长期的儿童由于体重的增加、骨骼的发育，需要补充充足的钙，其需要量随骨骼生长的速度而异，通常 13～14 岁时需要量最大。另外，钙作为各种生物膜的结构成分，影响着膜结构的通透性和完整性；钙与钾等离子保持一定的比例对维持神经肌肉的应激性有重要意义；钙还参与凝血过程、促进某些激素生成，而且对激发多种活性酶有重要作用。

(2) 吸收和排泄　钙的吸收主要在小肠上，人体对钙的吸收以主动吸收为主，吸收量主要取决于身体的需要量及某些膳食因素。一般，儿童、青少年、孕妇和乳母对钙的需要量大，吸收率也大，可高达 40%～50%；维生素 D 的适当供给可以促进钙的吸收；另外，钙吸收的程度与乳糖的数量成正比。

钙的排泄大多由粪便排出，少部分通过尿液或汗液排出。

(3) 缺乏症　钙缺乏时，对生长期的儿童影响较大，可出现生长发育迟缓、骨骼和牙齿出现畸形，严重时可引起佝偻病。当血浆钙低于 1.75mmol/L 时，神经兴奋性提高，易出现抽搐现象。

(4) 食物来源和摄入量　食物中钙的来源以乳及乳制品为最好，不但含量丰富，吸收率也高，是婴幼儿理想的钙源，小虾、发菜、海带等含钙丰富；蔬菜、豆类和油料种子含钙也较多；谷类、肉类、水果等食物的含钙量较少，且谷类含植酸较多，钙不易吸收；蛋类的钙主要在蛋黄中，因有卵黄磷蛋白之故，吸收不好。为了补充食品中钙的不足，可按规定实行食品的钙营养强化。

我国推荐的膳食中钙的每日摄入量为成年男女及老人 800mg，孕妇 1000～1500mg，乳母 1500mg，婴幼儿、儿童与少年的摄入量随年龄而异。目前，我国人民膳食中牛奶的比例还很低，钙的摄入还处于较低水平。

(二) 磷

磷是人体最必需的矿物质之一，但由于动物性食品和植物性食品都含有一定的磷，人体一般不易缺乏。

(1) 生理功能　人体中的大部分磷与钙一起成为骨骼和牙齿的重要成分，钙磷比约为 1:2；磷是软组织重要的组成成分，细胞膜磷脂在构成生物膜结构、维持膜的功能以及代谢调控等方面均发挥重要作用；酶蛋白及多种功能性蛋白质的磷酸化与脱磷酸化是代谢中化学修饰调节的最为普遍、最为重要的调节方式，与细胞的分化、增殖的调控有密切的关系；许多结构蛋白及 DNA、RNA 中都含有磷；磷在机体能量代谢过程中也有很重要作用；还可参与酶的组成、调节机体的酸碱平衡等。

(2) 吸收与排泄　与钙大致相同。

(3) 食物来源和摄入量　磷在食物中分布很广，蛋类、瘦肉、鱼类及动物肝、肾的磷含量都比较丰富，而且易吸收。植物中的花生、坚果及粮食等含量也比较丰富。我国居民膳食磷的每日摄入量为成人 700mg/d。

(三) 镁

人体所含镁的量为 20～28mg，其中约 3/5 集中在骨骼，其余分散在肌肉和软组织。在血液中，镁主要集中在红细胞内。

(1) 生理功能　体内的镁以磷酸盐和硝酸盐的形式参与骨骼和牙齿的构成；镁有助于钙的吸收、利用，镁能把钙牢牢地固定在骨骼中，减少钙的流失，巩固骨骼和牙齿，所以镁对正处于生长发育期的婴幼儿非常重要。缺镁可引起骨骼过早老化、骨质疏松、软组织钙化等，因此幼儿必须补充足量的镁元素。

镁还是很多酶的激活剂，参与体内一些物质的代谢，并与能量代谢密切相关；镁是人类心脏的保护伞，能大幅度降低心脏病和心肌梗死的死亡率；镁有助于血液循环，能舒缓神经，维持正常的肌肉（包括心肌）及神经活动；镁有利尿、导泻作用；能维持体内酸碱平衡和神经肌肉的应激性；镁可减少肝、胆、肾结石形成以及软组织的钙化等。

(2) 食物来源和推荐摄入量　镁在植物性食品中含量较多，花生、芝麻、大豆、全谷、绿色蔬菜、水果、番茄、海藻、豆类、燕麦、玉米、坚果等的含量都比较丰富；动物性食品含量较少。我国居民膳食镁的适宜摄入量为成人350mg/d。

（四）其他常量元素

(1) 钾　钾是细胞内主要的阳离子，参与维持细胞内正常渗透压、体内酸碱平衡、神经肌肉的应激性，并参与体内糖和蛋白质的正常代谢。钾主要来源于果蔬、谷物和肉类。我国居民钾的适宜摄入量为2000mg/d。

(2) 钠　钠参与维持体内的酸碱平衡、体内水分的恒定、神经肌肉的应激性和正常血压等，并参与糖和蛋白质的正常代谢。钠主要来源于食盐。我国居民钠的适宜摄入量为2200mg/d。

(3) 氯　氯是胃酸的主要成分，是细胞外液主要的阴离子，参与维持体内酸碱平衡，并激活唾液淀粉酶。氯主要来源于食盐。我国居民氯的适宜摄入量为3400mg/d。

三、微量元素

（一）铁

(1) 生理功能　铁主要存在于血红蛋白中，是人体必需的微量元素，也是人体内含量最高的微量元素。铁在机体内参与氧的运输、交换和组织呼吸过程；作为过氧化氢酶的组成成分，能够清除体内的过氧化氢，有利于机体健康；铁还是血红蛋白和肌红蛋白的重要组成成分。

(2) 缺乏症　缺铁可造成缺铁性贫血，它是一种世界性的营养缺乏症，在我国患病率很高，多发于儿童、青春期女性、孕妇及乳母等，详见第五章。

(3) 食物来源和推荐摄入量　动物性食品中的肝、瘦肉、禽肉中都含丰富的铁，而且有利于人体的吸收。鸡蛋蛋黄中含有一定量的铁，但人体吸收率低。植物性食品中的海带、芝麻和豆类中含量较高，部分蔬菜如油菜、芹菜等的含铁量也比其他蔬菜丰富。

我国居民膳食铁的适宜摄入量为成年男性 15mg/d，女性 20mg/d。

(二) 锌

(1) 生理功能　锌在人体的含量约是铁的一半，在机体所有组织中都有锌的存在，主要集中在肝、肾、胰、脑等组织中。在体内，锌可作为多种酶的功能成分或激活剂；促进机体生长发育，促进核酸及蛋白质的生物合成；抗氧化、抗衰老及抗癌作用；增强免疫及吞噬细胞的功能；促进食欲，锌缺乏对味觉系统有不良影响，导致味觉迟钝或异常。

(2) 缺乏症　锌在各种动植物食品中有不同程度的存在，基本上可满足人体的需要，但在有些特殊生长时期对锌需要量会增大，如果膳食比较单一或锌含量不高就会引起锌的缺乏，主要表现为儿童生长停滞、青少年生长停滞并出现性发育障碍等。孕妇缺锌会影响胎儿的发育，缺锌还会引起味觉减退或食欲不振、伤口愈合速度慢和机体免疫力下降等。

(3) 食物来源和推荐摄入量　锌普遍存在于各种食物中，其中动物性食物含锌丰富且吸收率高，如瘦肉、猪肝、禽蛋、鱼虾类、奶制品等；植物性食品如豆类、小麦等含锌量也比较高，但因锌易与植酸结合而不利于吸收。因此，一般素食者易缺乏锌，应注意营养强化。

我国居民膳食锌的推荐摄入量为成年男性 15.5mg/d，成年女性 11.5mg/d。

(三) 碘

碘在人体内含量很少，约为 5～20mg，而 70%～80% 集中在甲状腺内，其余的分布在肝脏、肺部、睾丸、肾脏、血液、淋巴结、大脑等组织中。食物是人体碘的主要来源，食入过多的碘，将产生碘中毒。

(1) 生理功能　碘的唯一功能是用于合成甲状腺激素，碘的生理功能也是通过甲状腺激素表现出来：促进生物氧化，参与磷酸化的进程，调节能量的转换；促进蛋白质的合成和神经系统的发育，这对胚胎发育期和出生后的早期生长发育，特别是智力发育尤其重要；促进糖和脂肪的代谢，激活体内许多重要的酶；调节组织中水和盐的代谢；促进维生素的吸收和利用等。

(2) 缺乏症　地方性甲状腺肿和克汀病是最常见的碘缺乏症。前者主要见于成年人，后者则见于胎儿和儿童。详见第五章。

(3) 食物来源和推荐摄入量　在碘的食物来源中，最为有效的是碘化食盐。在自然界的食物中，碘的食物来源主要有干海藻、海水鱼等海产品，蔬菜，乳类及乳制品，蛋，全小麦等。

我国居民膳食中碘的推荐摄入量为 150μg/d。

（四）其他微量元素

（1）硒　将硒作为人体重要的微量元素历经了多年的研究，开始发现过多的硒对人体和牲畜有毒性，直到 20 世纪 50 年代，有关硒的营养健康证据才逐渐积累起来。硒被吸收后主要分布在肝、脾、肾及心脏等脏器中。

人体血液中硒浓度为 $0.22\mu g/mg$，硒与蛋白质结合后通过血液循环运送到各个组织。硒主要通过肾脏排泄，其余由粪便和汗中排出。

硒参与人体组织的代谢过程。硒参与构成谷胱甘肽过氧化物酶，可催化还原型的谷胱甘肽转化成氧化型的谷胱甘肽，防止过氧化物对细胞的损害。

缺硒会出现以心肌坏死为特征的地方性心脏病，称为克山病（详见第五章）。地方性大骨节病也与缺硒有很大的关系。

硒的丰富来源有芝麻、动物内脏、大蒜、蘑菇、海米、鲜贝、淡菜、金针菇、海参、鱿鱼、苋菜、鱼粉、黄油、啤酒酵母、小麦胚和龙虾。良好来源有海蟹、干贝、带鱼、松花鱼、黄鱼、龙虾、羊油、豆油、猪肾脏、全小麦粒（粉）、螃蟹、猪肉和羊肉。

我国居民膳食中硒的推荐摄入量为成人 $50\mu g/d$。

（2）铜　铜的主要生理功能为维护正常的造血功能；维护骨骼、血管和皮肤的正常；维持中枢神经系统的健康；保护机体细胞免受超氧离子的毒害。此外，铜对胆固醇代谢、心肌细胞氧化代谢也有影响。

铜的食物来源很广，一般动植物都含有铜。含铜最丰富的是动物内脏器官，如肝、肾等。甲壳类、坚果类和干豆类含量最多。我国居民膳食中硒的推荐摄入量为成人 $2mg/d$。

（3）氟　氟是人体骨骼和牙齿的主要组成成分，对防治龋齿和骨质疏松有很重要的意义。缺氟会使龋齿和老年骨质疏松症发病率提高。

氟主要来源于饮水，茶叶中氟的含量也很丰富。我国居民膳食中氟的推荐摄入量为成人 $1.5mg/d$。

（4）铬　铬是体内葡萄糖耐受因子的重要组成成分，能增强胰岛素的作用，并能降低血清胆固醇，对增强免疫功能和 DNA 的合成等也有一定的影响。

铬的最好来源为肉类和整粒粮食，啤酒酵母及肝脏中铬含量较高且易于吸收。膳食铬主要来源于谷类、肉类及鱼贝类。粮食经加工精制后铬含量明显降低。我国居民膳食中铬的推荐摄入量为成人 $50\mu g/d$。

（5）锰　锰是体内多种酶和酶激活剂的组成成分；能维持骨骼正常发育；促进糖和脂类物质的代谢及抗氧化功能；参与结缔组织生长和宏观营养素的代谢。

常吃含锰食品可预防骨质疏松。研究发现，人体缺锰可造成骨化障碍，导致骨质疏松和骨折。

富含锰的食物有黄豆、扁豆、茄子、芋头、萝卜、菠菜及绿叶蔬菜等，茶叶、坚果、谷类也是锰的重要来源。我国居民膳食中锰的推荐摄入量为成人 $3.5mg/d$。

第七节　水和其他营养素成分

一、水

水是所有营养素中最为重要的一种，也是人体含量最大和最重要的组成成分。人若断水 3 天或失去体内水分的 1/5 将很难维持生命，它对人类生存的重要性仅次于氧气。水占体重的百分比随着年龄增大而减少，而且人体不同的组织含水量也不一样。

（一）水的功能

（1）是细胞的重要组成成分　每种体液和组织细胞中都含有一定量的水，水是构成人体的重要组成部分。

（2）参与体内物质代谢　水有助于体内各种生化反应的进行，如水解、水合反应。物质代谢的中间产物和最终产物也必须通过组织间液运送和排出，因此细胞外液对于营养物质的消化和吸收、运输和代谢都有重要作用。

（3）调节体温　血液中 90% 以上都是水，流动性大，能随着血液循环迅速到达全身而调节体温，使体温不会随着周围环境变化而有明显变化。

（4）是体内重要的润滑剂　人体的关节部位及内脏之间都需要水的润滑保护，水能减少内脏的摩擦，防止损伤，并可以使器官运动灵活。

（5）运送物质　水具有流动性，在体内参与营养成分和排泄废物的运输。

（二）水的需要量

人体对水的需要量存在个体差异，一般随年龄、体重、气候和劳动强度而有所不同。正常情况下，儿童每日水需要量高于成人。人体每日需水量见表 2-17。

表 2-17　人体每日水的需要量　　　　　　　　　　　　ml/kg

年　　龄	需　要　量	年　　龄	需　要　量
1周～1岁	120～160	8～9 岁	70～100
2～3 岁	100～140	10～14 岁	50～80
4～7 岁	90～110	成年人	40

（三）水的来源

水主要有以下三个来源：

（1）食物　食物中的水分含量很高，主要指固体或半固体食物中的水。

（2）饮料水　含水量大，主要包括矿泉水、茶、咖啡、乳和其他各种饮料。

（3）物质氧化生成水　又叫代谢水，指营养素在机体代谢过程中氧化生成的水。

不同营养素在氧化过程中生成的水量也不相同，每100g糖类、蛋白质和脂肪的产水量分别为60ml、41ml和107ml。

二、膳食纤维

1. 膳食纤维的概念

膳食纤维是指不能被肠道内的消化酶消化吸收，但能够被大肠内的一些微生物部分酵解和利用的一类非淀粉多糖类物质。

膳食纤维可分为水溶性和水不溶性两种，前者的主要成分是纤维素、半纤维素、木质素、果胶和少量树胶，它们是膳食纤维的主要部分；后者的主要成分是胶类物质，如黄原胶、阿拉伯胶、瓜尔豆胶、卡拉胶等。

2. 膳食纤维生理功能

膳食纤维被称为"第七营养素"是最近二三十年的事。长期以来，人们只知道水、蛋白质、脂肪、糖、维生素、矿物质是人类赖以生存的六大营养素，而忽视了膳食纤维对健康的重要性。研究发现，心脑血管病、糖尿病、儿童肥胖等疾病与缺乏膳食纤维，特别是水溶性膳食纤维，有着直接或间接的关系。

（1）通便利尿、清肠健胃　促进肠蠕动，排除身体有害物质，防止便秘。

（2）降低胆固醇和高血压　能吸附胆固醇，抑制其吸收，加速其排出，从而使血胆固醇降低。

（3）预防心血管疾病、癌症、糖尿病以及其他疾病，增强免疫系统。

（4）平衡体内的激素及降低与激素相关的癌症。

（5）防止肥胖　膳食纤维体积大、能量低，有利于控制体重，防止肥胖。

3. 膳食纤维摄入量和食物来源

中国营养学会建议，膳食纤维的适宜摄入量为30g。如果每天摄入一定量的植物性食物如400～500g的蔬菜和水果与一定的粗粮如小米、玉米等，就可满足机体对膳食纤维的需求。

膳食纤维资源丰富、来源广，多存在于植物的种皮和外表皮，如小麦麸皮、豆渣、果渣和荞麦皮中都含有丰富的膳食纤维，有很广阔的开发利用价值。伴随我国老龄化的发展趋势，预防老年疾病将是我们面临的主要问题，增加优质膳食纤维的摄入量也是一个很重要的方面。膳食纤维的研究与开发有着重要的现实意义和广阔的市场前景。

三、植物性食物中的其他营养素成分

如全谷、蔬菜、水果、豆类等食物中，除含有必需的营养成分外，还含一些生物活性物质，它们有提高人体免疫功能、防止心血管疾病和防止癌症的作用。根据它们的化学结构可分为以下几种：

（1）萜类化合物　又称皂苷，在柑橘果皮精油中含量丰富，是柑橘汁中苦味成分之一。大豆中的大豆皂角苷不仅可以降低胆固醇，还可以促进免疫功能的提高，并具有抗癌功能。详见第三章第三节。

（2）有机硫化合物　如十字花科蔬菜中的异硫氰酸盐，可阻止大鼠肺、乳腺、食管、小肠、结肠和膀胱癌的发生，但作用大小与这种化合物结构有关。此外，大葱、大蒜除有抗菌作用外，还可以消炎、降血脂、抗血栓形成、降血糖、提高免疫力和防癌功能，其主要成分是多种烯丙基二硫化合物，也是这类食物的主要风味成分。

（3）酚类化合物　植物中的酚类多以糖苷的形式存在，主要包括酚酸、类黄酮、香豆素和单宁等。其中类黄酮备受关注，它们广泛存在于各种谷类、水果和蔬菜中，具有清除自由基、抗氧化、抗诱变和抑制某些癌变发生的作用，详见第三章第三节。

（4）核苷酸　它是核酸组成成分之一，目前在食品加工中使用的肌苷酸和鸟苷酸是重要的调味品，通过实验确定其安全、无毒。

（5）活性多糖　在香菇、枸杞子等多种食物中提取出来的多种活性糖，经实验证明具有降血脂、降胆固醇、提高免疫和防衰老等功能。

复　习　题

1. 人体所需要的能量来源及食物来源是什么？
2. 简述三大营养素的生理功能。
3. 什么是必需氨基酸、限制性氨基酸？
4. 简述三大营养素的需要量及食物来源。
5. 人们如何正确补充维生素，预防疾病的发生。
6. 微量元素对人体的重要性怎样及如何正确补充微量元素？
7. 水对人体的重要性及需要量。

第三章　各类食品的营养价值

第一节　食品的营养价值评定

一、食品营养价值的评定

(一) 营养素的种类及含量

食品所提供的营养素种类和含量越接近人体需要，该食品的营养价值就越高。营养素的含量可通过化学分析、仪器分析或查食物成分表的方式获得。

(二) 营养素的质量

营养素的质与量是同等重要的。其中质的优劣体现在营养素可被消化利用的程度上。评定营养素的营养价值，主要依靠动物喂养试验及人体试食试验。

食品营养价值的高低是相对的。比如粮谷类食品，其中的热量和糖类营养价值高，但蛋白质、钙、铁等营养价值较低；蛋奶食品中，蛋白质、钙等营养价值高，但铁和维生素 C 较低。一般来说，植物食品中的铁多为三价铁，不容易被人体吸收，动物食品中的铁多为二价铁，容易被人体吸收，所以利用率较高。

营养质量指数 INQ 是 index of nutrition quality 的简称，是评价食品营养价值的推荐指标。INQ 即食品中营养素能满足人体营养需要的程度（营养密度）与同一种食品能满足人体热量需要的程度（热量密度）的比值。

INQ＝1，表示该食品中营养素与能量含量达到平衡；NQ＞1，表示该食品中营养素的供给量高于能量的供给量；INQ＜1，表示该食品中营养素的供给少于能量的供给。长期摄入会发生营养不平衡。一般认为属于前两种的食品营养价值高，后一种食品的营养价值低。

食品营养价值的高低，取决于食品中营养素的种类是否齐全、数量是否充足、比例是否合理及是否容易消化吸收等。不同食品因营养素的构成不同，其营养价值也不尽相同，各有其营养特点，即使是同一种食品，由于品种、部位、产地和烹调加工方法不同，其营养价值也存在一定差异。

(三) 评定食品营养价值的意义

① 全面了解各种食物的天然组成成分，以充分利用食物资源。

② 了解在加工过程中食品营养素的变化和损失，以充分保存营养素。

③ 指导人们科学选购食品及合理配制，以达到平衡膳食、合理营养的目的。

二、营养素在加工烹调过程中的变化

食品加工过度，一般会引起某些营养素损失，但某些食品如大豆可通过加工提高蛋白质的利用率。因此，食品加工处理应选用合理的加工技术。

三、食品的营养分类

按照营养特点，我国营养学者将食物分为五大类：

(1) 谷类及薯类　谷类主要包括米、面、杂粮等，薯类包括马铃薯、甘薯等。主要提供碳水化合物、蛋白质、膳食纤维和 B 族维生素。

(2) 动物性食物　包括肉、蛋、奶及水产品等，主要提供优质蛋白质、脂肪、维生素 A、维生素 B 及矿物质。

(3) 豆类及其制品　包括大豆及其他豆类，主要提供优质蛋白质、脂肪、丰富的膳食纤维、矿物质和 B 族维生素等。

(4) 蔬菜水果类　蔬菜包括叶菜类、根茎类、瓜茄类和鲜豆类等，水果包括苹果、梨、桃、西瓜、枣等，主要提供膳食纤维、矿物质、维生素 C、胡萝卜素等。

(5) 纯热量食物　包括食用油脂、酒类、饮料等，主要提供能量。植物油脂还能提供脂溶性维生素和必需脂肪酸等。

在自然界，可供人类食用的食物有数百种，但没有一种含有人体所需要的一切营养素。为了满足机体需要，人们总是将许多食物配合食用。如果食物利用得当、搭配合理，就能使膳食中所含的营养素种类齐全、数量充足、比例适当，从而保证人体正常的发育和健康；反之，就可能造成某些营养素不足或缺乏，引起营养缺乏病。

第二节　谷类、薯类的营养价值

一、谷类、薯类的营养价值

(一) 谷类

谷类历来是人们的主食，是人们赖以生存的支柱，主要包括小麦、大米以及玉米、小米、高粱等杂粮。谷类食品占我国膳食的 49.7%，具有重要地位。

1. 谷类的结构和营养素分布

谷类种子都有相似的结构，包括谷皮、胚乳和胚芽三部分，分别占谷粒质量的13%～15%、83%～87%和2%～3%，各部分营养成分的分布很不均匀。

谷皮在谷粒的外部，是谷粒的外壳，主要由纤维素、半纤维素等组成，含较高的矿物质和脂肪。

介于谷皮和胚乳之间的是糊粉层，含较多的磷和丰富的B族维生素及无机盐，有重要营养意义，但在碾磨加工时，易与谷皮同时脱落而混入糠麸中。

胚乳是谷类的主要部分，含大量的淀粉和一定量的蛋白质。整个子粒所含的淀粉基本上都集中在胚乳中，而蛋白质居第二位。

胚芽位于谷粒的一端，富含蛋白质、脂肪、无机盐、B族维生素和维生素E。胚芽质地比较软而有韧性，不易粉碎，但在加工时因易与胚乳分离而损失掉。

2. 谷类的营养成分

（1）蛋白质　谷粒中蛋白质含量在7.5%～15%之间，品种间有较大的差异。普通小麦品种含蛋白质8%～13%，某些高蛋白质品种可达15%以上；大米为7%～9%；燕麦的蛋白质最高，可达15%～17%。谷粒外层的蛋白质含量较里层高。因此，精制的大米和面粉因过多地除去了外皮，使得蛋白质的含量较粗制的米和面低。

在各种主食作物中，糙米蛋白质的消化率最高；糙米、小麦、玉米、黑麦、燕麦和马铃薯的可利用蛋白质含量相近，高粱的较低，粟米的较高。

谷类蛋白质的特点是醇溶蛋白（也称麦胶蛋白）和谷蛋白的含量高，白蛋白和球蛋白含量少。醇溶蛋白中缺乏赖氨酸（燕麦和荞麦除外），因此赖氨酸是谷类的第一限制氨基酸，色氨酸和苏氨酸的含量也偏低，所以谷类蛋白质的营养价值低于动物性食物。

如果与少量的豆类、蛋类和肉类同食，谷类蛋白质的生物价值可以通过蛋白质互补作用被大大提高。此外，我们也可以通过赖氨酸强化来提高谷类蛋白质的营养价值，种植高赖氨酸玉米等高科技品种也是一种好方法。

（2）碳水化合物　谷粒中碳水化合物的含量很高，平均达70%左右。谷类碳水化合物主要是淀粉，多集中在胚乳的淀粉细胞内。此外还有一部分糊精、果糖和葡萄糖等。

谷类淀粉有两种——直链淀粉和支链淀粉，其中，直链淀粉约为20%～25%，直链淀粉易溶于水，较黏稠，易消化；支链淀粉则相反。研究认为，直链淀粉使血糖升高的幅度较小，目前高科技农业已培育出直链淀粉达70%的玉米品种。

谷粒中的膳食纤维含量在2%～12%之间，主要存在于谷壳、谷皮和糊粉层中，胚乳几乎不含膳食纤维。因此，精米、精面中膳食纤维含量极低。

（3）脂肪　谷类的脂肪主要集中在糊粉层和胚芽，含量很少，约为2%，玉米和小米中的含量比较高，可达4%。

谷物油脂中含丰富的亚油酸、卵磷脂和植物固醇，并含有大量维生素 E。如从玉米、小麦胚芽提取的胚芽油，80％为不饱和脂肪酸，其中亚油酸含量占 60％；大米胚芽油中含 6％～7％的磷脂，主要是卵磷脂和脑磷脂；玉米胚油中不饱和脂肪酸的含量达 85％，并含有丰富的维生素 E。谷胚油常常被作为营养补充剂使用，并具有防止动脉硬化的效果。

不过谷类粮食经长期储存后，脂肪会发生氧化酸败现象，产生令人不快的脂肪氧化味。因此，游离脂肪酸值可作为粮食陈化的一个指标。

(4) 矿物质 谷类矿物质的含量约为 1.5％～3.0％，其中磷的含量最为丰富，占矿物质总量的 50％左右；其次是钾，约为 25％～33％；镁、锰的含量也较高，但钙含量低，铁的含量不等，如每 100g 大米含铁 1.5～3.0mg，面粉含 4.2mg 左右。由于一般谷物中都含有植酸，能和钙、铁等生成人体无法吸收的植酸盐，对钙、铁等元素的吸收有不利影响，所以人体对谷类中的矿物质吸收利用率较低。

植酸是磷的一种储藏形式，在种子发芽时由植酸酶水解，可被幼芽利用。小麦粉在发酵过程中，其中的植酸可被水解消除，因此，小麦粉发酵制成馒头、面包后可提高铁、锌等矿物质的吸收率。

谷类的矿物质大部分集中在谷皮和麸皮中，粗制的米和面由于保留了部分皮层，矿物质的含量较精制米、面高，所以，为保留各种营养成分，谷类的加工精度不宜过高。我国 20 世纪 50 年代初加工的标准米（九五米）和标准面（八五面）保留了一部分皮层和米胚，矿物质的损失也不太多，比较合理。

(5) 维生素 谷类是膳食中 B 族维生素的重要来源，特别是维生素 B_1 和烟酸含量较高。此外，尚含一定数量的维生素 B_2、泛酸和维生素 B_6。在小米和黄玉米中，还含有少量的胡萝卜素和维生素 E。但是，谷类不含维生素 A 和维生素 D，干种子中也不含维生素 C，而发芽的种子中维生素 C 含量较多。

谷类中的维生素主要集中在谷胚和谷皮中。在精制的大米和面粉中，由于谷胚和谷皮被碾磨掉，使维生素含量明显减少。谷类加工的精度越高，保留的胚芽和谷皮就越少，维生素损失就越多。

因为谷胚中含有大量 B 族维生素，所以常作为营养强化剂添加于食品中。由于精制小麦粉中的维生素 B_1 含量比精白米中高，因此在副食不够丰富的情况下，以面粉为主食者比以精白米为主食者较少患脚气病。

3. 谷类加工品的营养价值

(1) 精制米面产品 谷类在精制的过程中，不可避免会伴随着营养素的损失，但不同产品的营养素保留情况各不相同。

在经过碾磨的大米产品中，蒸谷米的营养价值较高。蒸谷米是稻谷经回锅浸泡、蒸汽、干燥和冷却等一些系列处理后再碾磨制成的米，其中的维生素和矿物质在加工过程中向内部转移，因此碾磨后营养素损失较少，而且容易消化吸收。

"含胚精米"可以保留米胚 80％以上，使米胚中的营养成分得到了保留。营养强化米是在普通大米中添加营养素制成的成品米，主要添加的有维生素 B_1、维生素 B_2、烟酸、叶酸、赖氨酸、苏氨酸、铁和钙等。

日用面粉分为高筋粉和低筋粉，其中高筋粉的蛋白质含量在 12％以上，而低筋粉仅为 8％左右。目前，强化面粉已经在我国问世，强化的营养素与大米产品类似。

（2）发酵谷类加工品　主要包括馒头、面包、发糕、包子等食品，是用蛋白质含量较高的面粉制成的，在制作过程中经酵母发酵后，B 族维生素的含量有所增加，而且其中的大部分植酸也被酵母菌所产生的植酸酶水解，从而使钙、铁、锌等多种微量元素的生物学价值提高。

制作面包用的高蛋白面粉通常要用过氧化苯甲酰、二氧化氯、溴酸钾等化学氧化剂进行处理，以增强筋力、改善色泽；但如果超标使用，会使面粉中的 B 族维生素损失率提高；自发面粉在成型之前一般要加入磷酸氢钙或碳酸氢钙，虽然会使钙的含量有所提高，但是被人体利用的效率较低，而且其中的维生素 B_1 也受到一定程度的破坏。

（3）糕点饼干类制品　糕点饼干类食品主要是由面粉、精制糖、油脂及其他的风味配料加工而成的，其中糖的含量为 10％～20％，这类食品能量较高，但营养密度较低。添加牛奶、鸡蛋等成分后可使其营养价值有所提高，使用氢化植物油和动物油使这类食品中反式脂肪酸和饱和脂肪酸含量较高，而反式脂肪酸是不能被人体消化利用的。

（4）挂面、方便面和方便米粉　挂面的蛋白质等营养成分的含量较高，因为在配料时添加了鸡蛋、豆粉、杂粮、蔬菜汁、海藻等成分，所以其营养价值有所提高。为了增高耐煮性，往往需要加入氯化钠和钙盐，所以需控制盐分的人群要注意挂面的调味方式。

方便面中以油炸方便面居多，含油量可高达 20％～24％，提供的能量远远高于普通挂面，同时，其中的 B 族维生素的含量低于普通挂面，因此是一种营养密度较低的食品。油炸用油多是棕榈油，必需脂肪酸和维生素 E 的含量比较低。经过油炸的方便米粉的营养价值与油炸方便面类似。

（5）淀粉类制品　粉皮、粉丝、凉粉、酿皮、米粉是以淀粉为原料制成的。在加工过程中，绝大部分的蛋白质、维生素和矿物质经过多次洗涤而随洗涤水流失掉，剩下的几乎是纯淀粉，仅有少量矿物质，所以营养价值很低。

（6）膨化食品　在现代膨化工艺中，除了蛋白质利用率降低之外，其他营养素的损失不大。许多口感粗糙的粮食原料经过膨化处理后可使口感得到改善，而且膳食纤维素含量也比较高，成为膳食纤维的良好来源。但是，膨化食品多数钠含量较高，维生素含量较低，而且，有些膨化食品因为人为因素导致铅的含量有所增加，这些必须引起足够的重视。

（二）薯类的营养成分

薯类主要包括马铃薯、甘薯、山药、芋头和木薯等，主要为人类提供淀粉、蛋白质、膳食纤维及 B 族维生素等。在我国，木薯很少用作人类的食品，但是其他几种薯类都是我国传统膳食中的常见品种。近几年来，随着人们生活水平的提高，薯类的消费呈现不断下降的趋势，因而有必要更深入地了解薯类的营养价值和保健功能。

1. 碳水化合物

薯类食品的水分含量为 60％～90％，淀粉含量为 8％～30％，经过脱水处理后，其淀粉含量可达到或超过谷类食品，因此薯类食物经常作为主食食用。

薯类淀粉的颗粒比较大，容易分离，也常用于提取淀粉或制作其他淀粉制品。甘薯中含有较多可溶性糖类，所以具有一定的甜味。

薯类食物中含有较丰富的膳食纤维，且纤维质地细腻，对肠胃的刺激小，口感较好。

2. 蛋白质和脂肪

总的来说，薯类食品的蛋白质含量较低，如马铃薯的蛋白质含量仅为 0.8％～4.5％，平均为 2％左右，但蛋白质的氨基酸组成合理，生物效价高。甘薯的蛋白质含量稍低于马铃薯，但其中赖氨酸含量较高，可以与谷类食品配合食用以充分发挥蛋白质的营养互补作用，以提高谷类、薯类食品的营养价值。

薯类的脂肪含量一般不足 0.5％，低于谷类食物。其中的脂肪酸主要是不饱和脂肪酸。

此外，甘薯、山药和芋头中都含有一种特有的黏蛋白，这种蛋白质对防止动脉硬化有积极的作用。

3. 维生素

除了维生素 B_{12} 之外，薯类含有其他各种 B 族维生素，维生素 C 的含量也非常丰富。其中维生素 C 的含量与绿色蔬菜几乎相当。薯类食品是冬季膳食维生素 C 的重要来源之一。

4. 矿物质

薯类富含矿物质，属于碱性食品。其中钾含量最高，其次为磷、钙、镁和硫等。山药和芋头中的钾含量尤其丰富。表 3-1 列出了薯类营养成分与大米、面粉的比较。

二、常见的谷类、薯类及其营养价值

（一）常见谷类及其营养价值

谷类的品种很多，主要包括稻谷、小麦、玉米、小米、高粱、大麦、燕麦和荞

表 3-1　薯类营养成分与大米、面粉的比较（每 100g 中的含量）

食物	能量/kcal①	蛋白质/g	碳水化合物/g	纤维素/g	维生素B₁/mg	维生素B₂/mg	维生素C/mg	胡萝卜素/mg	钾/mg	钙/mg	铁/mg
红心甘薯	99	1.1	24.7	1.6	0.04	0.04	26	0.75	39	23	0.5
马铃薯	76	2.0	17.2	0.7	0.08	0.04	27	0.03	40	8	0.8
芋头	79	2.2	18.1	1.0	0.06	0.05	6	0.16	378	36	1.0
山药	56	1.9	12.4	0.8	0.05	0.02	5	0.02	213	16	0.3
特级粳米	334	7.3	75.7	0.4	0.08	0.04	0	0	58	24	0.9
富强面粉	350	10.3	75.2	0.6	0.17	0.06	0	0	128	27	2.7

① 1kcal=4.184kJ。

麦等，其中稻谷、小麦、玉米是我国最重要的粮食作物，它们的营养特点各不相同。

1. 稻谷和大米

（1）稻谷的营养价值及保健功能　稻米是我国产量最大的粮食。去了种皮的稻谷称之为糙米，糙米中含有胚芽、米糠层、胚乳。胚芽就是未来水稻的小生命，胚芽和米糠层是米粒的营养宝库。

现代人将糙米经过多道加工后，留下的仅仅是占米粒质量 92％的胚乳部分，而胚乳的主要成分是淀粉，所以人们在不断追求精白米的同时也使米粒中的营养成分不断被流失。

如果将糙米经生物活性技术萌动发芽变成发芽糙米，其营养就会发生急剧的变化，不仅含丰富的维生素、膳食纤维、肌醇六磷酸盐、谷胱甘肽、γ-氨基丁酸等活性功能因子，而且还有各种活性酶及游离态的微量元素。所以，发芽糙米及其系列产品、食品已成为备受人们关注和追求的"绿色米食"。

发芽糙米不仅能改善脑部的血液循环与氧气供给，发挥安定精神、促进长期记忆的作用；而且在改善神经细胞性老年痴呆，缓解脑血栓、脑动脉硬化造成的头痛、耳鸣，降血压，改善心律失常，改善和活化肾、肝功能等方面也有积极作用，对脑癌、乳腺癌、肝癌、大肠癌等癌症也有一定的抑制作用。将发芽糙米与精白米按 1∶3 的比例混煮，能有效提高精白米的营养价值。

国内对发芽糙米的研究起步于 2001 年，2003 年国家对"发芽糙米产业化项目"进行评审，专家认为，开发生产发芽糙米，符合我国食品工业"营养、卫生、方便"的发展趋势，对提高稻米的生物利用度，开发功能性食品提供了良好的途径。

（2）大米的营养价值　大米是糙米经多道加工而制得的，主要是稻谷的胚乳部分。其中碳水化合物（主要是淀粉）含量丰富；蛋白质和脂肪含量很少；矿物质、维生素的含量更少。

粳米的淀粉由 17％的直链淀粉和 83％的支链淀粉构成（而糯米中几乎全为支

链淀粉），做成米饭后比较容易消化。

大米蛋白质的氨基酸比较合理，在植物性蛋白质中是比较好的，有比较高的生物学价值。精白米的维生素在洗淘时基本损失殆尽，所以应该进行强化。大米中磷多而钙少，洗米时磷比较容易流失，使米饭中磷、钙的差距缩小，比例趋向合理。

2. 小麦和面粉

（1）小麦的营养特点　小麦的成分与大米相似，主要是淀粉，每 100g 小麦的能量大约为 1465kJ；但蛋白质含量较高，达到 7％～12％；维生素含量比大米要多一些；矿物质也是磷多钙少。

小麦的淀粉消化率非常高，可以达到 98％～99％。然而，小麦蛋白质的氨基酸组成很不合理，特别缺乏赖氨酸，必须加以强化才行。

（2）面粉的营养价值　小麦一般加工成面粉，并进一步做成各种面食和糕点供人们食用。面粉的主要成分也是碳水化合物，约占 70％～80％，碳水化合物的含量与种类与小麦的加工精度密切相关。如特制面粉（高级面粉）中，淀粉的含量多，但纤维素的含量少；而在低级面粉中，淀粉的含量少，纤维素的含量较多。

面粉中的蛋白质主要是麦胶蛋白和麦麸蛋白，这两种蛋白质是面筋的主要成分，它们不溶于水，但遇水后能膨胀成富有黏性和弹性的面筋质，这两种蛋白质在小麦粒的胚乳部分含量最多。

在面粉中还含有脂肪、B 族维生素和维生素 E，由于脂肪和维生素主要分布在小麦粒的胚和糊粉层中，因此，低级面粉中的脂肪、B 族维生素和维生素 E 的含量高于高级面粉，因此，标准粉和普通粉的营养价值要高于富强粉。

3. 小米的营养价值

小米中碳水化合物和蛋白质的含量与稻米近似，脂肪含量略高于大米。蛋白质中有谷蛋白、醇溶蛋白、球蛋白等，还含有丰富的谷氨酸、脯氨酸、丙氨酸和蛋氨酸等。小米熬成粥后浮在上面的一层米油营养特别丰富。

由于小米在碾制过程中只是碾去外皮，可以保留下较多的维生素，因此小米中维生素 B_1 和维生素 B_2 的含量很丰富，比大米、白面高好几倍。此外，小米还含有少量的胡萝卜素，钙、磷、铁的含量也比大米丰富。

4. 玉米的营养价值

玉米所含的淀粉略低于稻米，而蛋白质、脂肪却高于稻米。玉米中的维生素含量也非常高，如维生素 B_1、维生素 B_2、维生素 E、烟酸、胡萝卜素等，是稻米、小麦的 5～10 倍。经测定，每 100 克玉米可以提供近 300mg 的钙，几乎与乳制品中的钙差不多。

据研究，玉米具有降血压、防癌、减轻动脉硬化和脑功能衰退的功效；玉米中的黄体素、玉米黄质可以预防眼睛老化。研究显示，特种玉米的营养价值要高于普通玉米；鲜玉米的水分、活性物质、维生素等营养成分也比老熟玉米高很多，因为在储存过程中，玉米的营养物质会快速减少。

值得注意的是，玉米中的蛋白质缺乏赖氨酸，色氨酸也不足，是不完全蛋白质；此外，玉米中的烟酸虽然含量很高，但多以结合态存在，不能被人体吸收，如果长期以玉米为主食，极易导致癞皮病。所以玉米不宜长期单独食用，宜与米、麦、豆类混食。

5. 黑米的营养价值

据测定，黑米中含有人体需要的 18 种氨基酸；还有含量很高的铁（是普通大米的 7 倍）、钙、锰、锌等微量元素；维生素 B_1（是普通大米的 2 倍）、维生素 B_2、维生素 B_6、维生素 B_{12} 等含量丰富；更含有大米所缺乏的维生素 C、叶绿素、花青素、胡萝卜素及强心苷等特殊成分。

黑米长期以来一直被视为"补血营养品"，经常食用黑米可显著提高人体血色素和血红蛋白的含量，所以黑米有治疗缺铁性贫血的作用。此外，黑米对高血压、神经衰弱、慢性肾炎等疾病均有疗效，还具有滋阴益肾、舒肝健脾、明目乌发的养生保健功效，可治头晕、贫血、白发、眼疾等症。

因为黑米的米粒外部被一层坚韧的种皮包裹，不易煮烂，故黑米应先浸泡一夜再煮。黑米粥若不煮烂，不仅大多数营养成分不能溶出，而且多食后易引发急性肠胃炎，对消化功能较弱的孩子和老弱病者更是如此。因此，消化不良的人不要吃未煮烂的黑米。病后消化能力弱的人不宜急于吃黑米，可吃些紫米来调节。

（二）常见薯芋类及其营养价值

薯芋类主要包括马铃薯、甘薯、凉薯、山药等，一般都是植物块茎。薯芋类和谷类能量比相似，但是，薯芋类含水量要远大于谷类，而且薯芋类富含维生素 B 和维生素 C；钾、钙等矿物质含量也很丰富，但是含磷量比较少。

1. 马铃薯

马铃薯俗称土豆、洋山芋、山药蛋，是世界四大粮食作物之一，有地下苹果之称。马铃薯块茎含水分 75%～82%、淀粉 17.5%、糖 1.0%、粗蛋白 2.0%，以及各种维生素；脂肪含量则很小。其蛋白质、碳水化合物、铁、钾和维生素 C 含量均显著高于小麦、水稻和玉米。美国农业部研究中心的专家指出：全脂牛奶和马铃薯两样食品就可提供人体所需的全部营养物质。

马铃薯具有良好的润肠通便、降压、降脂、降胆固醇、调节血糖、解毒抗癌、防胆结石等生理功能。多吃马铃薯，还可以减少胃癌的发病率，同时对前列腺癌的扩散有抑制作用。

2. 甘薯

甘薯俗称红薯、白薯、番薯、地瓜、山芋等。甘薯中含有多种人体需要的营养物质，据有关资料显示，甘薯含淀粉 16%～20%、糖 2%～4%、蛋白质 2%～3%、脂肪 0.2%。红、黄肉甘薯中还含有丰富的胡萝卜素、维生素 C、维生素 B_1、

维生素 B_2 等，钙和铁的含量也较高，其中维生素 B_1、维生素 B_2 的含量分别比大米高 6 倍和 3 倍，是其他粮食作物不能相比的。每天食用 50～100 克鲜薯即可满足人体对维生素 A 的需要，维生素 C 的含量相当于苹果、梨、桃、葡萄的 1～3 倍。

甘薯中含有丰富的膳食纤维和水分，几乎不含脂肪，不会使人发胖。此外，甘薯蛋白质中含有丰富的赖氨酸，与大米、面粉搭配食用可有效发挥蛋白质的互补作用，提高其营养价值。

甘薯在保持人体健康方面也具有重要意义，可以预防结肠癌和乳腺癌，还能降低胆固醇，防止心脑血管疾病等。

因此，甘薯已被营养学家当作一种药食兼用、营养均衡的食品。常吃红薯有益于人体健康，并有一定减肥功效。但别一次吃得太多，否则会出现烧心、反酸或腹胀等腹部不适症状。表 3-2 列出了谷类与薯类营养特点的比较。

表 3-2　谷类与薯类营养特点的比较

谷类	主要营养价值及优缺点
稻米	蛋白质含量低但生物利用率高,缺乏赖氨酸和维生素 B,与脚气病有关
小麦	蛋白质、维生素、矿物质含量高于水稻,麦胚芽是良好的营养强化食品原料,赖氨酸含量低
玉米	严重缺乏赖氨酸、色氨酸、烟酸,与癞皮病有关。蛋白质生物利用率低。新品种:甜玉米、糯玉米
小米	脂肪高含有维生素 B_2、铁含量高有补血作用
燕麦	富含蛋白质和维生素 B_1、膳食纤维
薯类	薯类含有丰富的淀粉、膳食纤维以及多种维生素和矿物质

第三节　豆类及坚果类的营养价值

一、豆及豆制品的营养价值

豆类的品种很多，据其营养成分的不同，豆类可分为大豆类和其他豆类，其中以大豆最为重要。大豆按其色泽又可分为黄豆、青大豆、黑豆三种，而黄豆是人们食用最多的一种大豆。其他豆类包括蚕豆、豌豆、绿豆和赤豆等。豆制品的种类繁多，我国居民经常食用的有豆腐、豆浆和豆芽。豆类及其制品的营养成分，因品种和种类不同而差异较大。

（一）大豆的营养价值

1. 大豆的营养成分

大豆含有较高的蛋白质（35％～40％），是天然食物中蛋白质含量最高的植物性食品。大豆蛋白质是优质蛋白质，其氨基酸组成接近人体需要，大豆蛋白质的赖氨酸含量达谷物蛋白质的 2 倍以上，但蛋氨酸含量比较低。如果与缺乏赖氨酸的谷类配合食用，则能够实现蛋白质的互补作用，使混合后的蛋白质生物价值达到肉类蛋白的水平。因此，在以谷类为主食的我国应大力提倡食用豆类。

大豆的脂肪含量为 15%～20%，以不饱和脂肪酸居多，其含量可高达 85%，而且以亚油酸为最多，达 50% 以上，油酸达 30% 以上，维生素 E 含量也很高，是一种优良的食用油脂。此外，豆类含有少量的磷脂和皂苷等。

大豆含碳水化合物 25%～30%，其中一半是人体所不能消化的棉子糖和水苏糖，此外还有由阿拉伯糖和半乳糖所构成的多糖。衰老豆类的糖类组成较为复杂，几乎完全不含淀粉，这一点与谷类食物截然不同，所以豆类的糖类在体内较难消化，其中有些在大肠内成为细菌的营养来源。

大豆中各种 B 族维生素的含量都比较高，如维生素 B_1、维生素 B_2 的含量是面粉的 2 倍以上。黄大豆含有少量胡萝卜素。但是，干大豆中不含维生素 C 和维生素 D。大豆中含有丰富的矿物质，总含量为 4.5%～5.0%。其中钙的含量高于普通谷类食品，铁、锰、锌、铜、硒等微量元素的含量也较高。此外，豆类是一类高钾、高镁、低钠的碱性食品，有利于维持体液的酸碱平衡。但是，大豆中的矿物质生物利用率较低，如铁的生物利用率仅有 3% 左右。

除营养物质之外，大豆还含有多种有益健康的物质，如大豆皂苷、大豆黄酮、大豆固醇、大豆低聚糖等。

因为大豆具有很高的营养价值和保健功效，在欧美已掀起一股"吃大豆的热潮"，美国食品和药物管理局（FDA）已将大豆列入健康食品的名单。我国自 1996 年开始实施"大豆行动计划"以来，也取得了良好的效果，深受各界人士欢迎。科学家认为，"提倡吃大豆，标志着营养学第二个黄金时代的到来"。

2. 大豆中的抗营养因子

各种豆类中都含有一些抗营养物质，它们不利于豆类中营养素的吸收利用，甚至对人体健康有害。这些物质统称为抗营养因子。在食用大豆时，必须注意并合理处理这些抗营养因子。

（1）蛋白酶抑制剂　这是大豆和其他豆类中存在的一种特殊蛋白质，可以抑制人体内胰蛋白酶、胃蛋白酶等十几种消化酶的活性，其中研究比较多的是大豆胰蛋白酶抑制剂，它能抑制蛋白酶对蛋白质的消化吸收。经蒸汽加热 30min 或高压蒸气加热 15～20min 后，可以被破坏，所以生大豆蛋白质的消化利用率比较低。

（2）植物红细胞凝集素　这是一类糖蛋白，能特异性地与人体的红细胞结合，使红细胞发生凝集，对人体有一定的毒性。但恰当的湿热处理可破坏该蛋白质的活性；经蛋白酶处理也可以使其失活，不致被肠道吸收而引起凝血。

（3）植酸　豆类中含有大量的植酸，尤其是大豆，植酸的含量很高。植酸是一种含磷化合物，大豆中 60%～80% 的磷是以植酸形式存在的。

植酸可与蛋白质、钙、磷、铁、锌等结合而妨碍其消化吸收。大豆中的锌很难吸收，就是因为植酸的影响，可利用发芽来分解植酸，提高大豆中铁、锌、钙、镁等的生物利用率。

（4）皂苷及其生理功能 大豆皂苷具有溶血作用和苦味，因此被视为抗营养因子。所以在加工大豆制品时，人们总是千方百计地想把它除去，但是最近几年来，越来越多的研究发现，大豆皂苷具有特殊的生理活性，能发挥一定的生理功能。

① 能降低血中胆固醇和甘油三酯的含量。皂苷具有乳化活性，与胆汁酸结合可降低血中胆固醇和甘油三酯的含量。

② 消除自由基，抗氧化。大豆皂苷具有抗脂质氧化和降低过氧化脂质含量的作用，且能抑制过氧化脂质对肝细胞的损伤。大豆皂苷可降低肝脏及血浆中自由基的含量，并可抑制四氯化碳对肝脏的损伤。

③ 抑制肿瘤细胞生长。大豆皂苷具有一定的免疫调节作用，能增强机体的免疫力，所以对癌症具有一定程度的抑制作用。

④ 抗血栓。大豆皂苷能抑制血小板和血纤维蛋白原减少，抑制内毒素引起的纤维蛋白的聚集，也可以抑制凝血酶引起的血栓纤维蛋白的形成，具有一定的抗血栓作用。

⑤ 抗病毒。大豆皂苷的抗病毒作用是最近几年来关于大豆皂苷研究的一个新领域。有研究者认为，大豆皂苷对人类艾滋病病毒的感染和细胞生物学活性都有一定的抑制作用，且对艾滋病的治疗、预防也有积极作用，而且大豆皂苷对某些病毒的复制还有明显的抑制作用，同时对病毒感染细胞具有很强的保护作用。

此外，大豆皂苷的溶血作用还表现为能防止动脉粥样硬化，并对治疗肥胖等有一定的疗效。

（5）豆腥味 大豆中含有丰富的脂肪氧化酶，它不仅是豆腥味的主要原因之一，而且还易造成脂肪酸的氧化酸败和胡萝卜素的损失。95℃以上加热 10～15min 的方法可脱去部分豆腥味。

（6）胀气因子 胀气因子是生产浓缩和分离大豆蛋白时的副产品。其主要成分是大豆低聚糖，如棉子糖、水苏糖等，这些糖不能被人体消化，可在大肠中被细菌发酵分解，产生大量二氧化碳等气体，所以多吃大豆后容易胀气。这些低聚糖统称为胀气因子。

过去，通常把胀气因子看作是抗营养因素，但是实际上它们对营养素的吸收并无妨碍。而且这些低聚糖还可被肠道中的双歧杆菌利用，具有促进双歧杆菌繁殖的作用，可对人体产生有利影响。

3. 大豆中的生物活性成分

大豆异黄酮是主要的生物活性物质，是从天然大豆中提取的植物活性成分，与雌激素的分子结构非常相似，能够与女性体内的雌激素受体相结合，对雌激素起到双向调节的作用，所以有时又被称为"植物雌激素"。但异黄酮不是雌激素，没有雌激素的副作用。大豆异黄酮主要具有以下功能：

（1）改善经期及更年期不适 经期及更年期不适常与雌激素分泌不平衡有关，

长期补充大豆异黄酮可使雌激素水平维持正常，达到改善经期及更年期不适的目的。

（2）预防骨质疏松及乳腺癌　女性随着雌激素分泌水平的降低，防止骨骼钙溶出的功能减弱，造成骨质流失，及时补充大豆异黄酮，可防止骨质流失，预防骨质疏松，而且还能降低女性因雌激素水平过高而患乳腺癌的危险性。

（3）改善产后精神障碍　女性生育后孕激素减少，雌激素水平尚未恢复，因此造成自主神经紊乱，形成精神障碍，大豆异黄酮可及时补充这种缺乏。

所以，女性每天喝豆浆，不仅可以调节内分泌系统，降低乳腺癌、子宫癌的发病率，减轻、缩短更年期综合征的不适和时间，并且能降低血脂、防止动脉硬化和抗衰老。所以民间有"男喝牛奶，女喝豆浆"的说法。

此外，大豆中的水苏糖和棉子糖等低聚糖因具有活化、促进肠道双歧杆菌生长、繁殖的作用，目前已作为功能性食品基料。

综上所述，大豆的营养价值很高，但也存在诸多抗营养因素。大豆蛋白的消化率为65％，但经加工制成豆制品后，其消化率明显提高。近年来的多项研究表明大豆中异黄酮等生物活性物质有良好的保健功能，这使得大豆成为营养领域的研究热点之一。

（二）其他豆类的营养价值

其他豆类也具有较高营养价值，脂肪含量低而淀粉含量高，被称为淀粉类干豆。其淀粉含量达55％～60％，而脂肪含量低于2％，所以常被并入粮食类；蛋白质含量一般都在20％以上，且质量较好，富含赖氨酸，但蛋氨酸不足，因此可以与谷类食品配合发挥营养互补作用；B族维生素和矿物质含量也比较高，与大豆相当。

（三）豆制品的营养价值

大豆制品的种类很多，有非发酵性豆制品和发酵性豆制品。豆制品在加工中除去了对人体不利的抗营养因子，比整粒大豆更容易消化，所以营养价值比较高。

1. 豆腐、豆腐脑、豆腐干、豆腐丝、千张和腐竹

豆腐等制品富含蛋白质，其含量与动物性食品相当。例如，豆腐干的蛋白质含量相当于牛肉，达20％左右；豆浆和豆奶的蛋白质含量接近牛乳，在2％～3％之间；水豆腐的蛋白质含量在5％～8％之间，相当于猪五花肉；腐竹的蛋白质含量达45％～50％，相当于牛肉干。

同时，豆腐等制品还含有一定量的脂肪，不饱和脂肪酸的含量较多，其中富含必需脂肪酸和磷脂，不含胆固醇，对人体健康有益。

在豆腐等制品的加工过程中，维生素 B_1、维生素 B_2 和烟酸等 B 族维生素有较大损失，大豆制品一般不含维生素 B_{12}。

豆腐等制品还是矿物质的良好来源，尤其富含钙，是膳食中钙的重要来源，但铁的含量和生物利用率比较低，可以通过营养强化加以改善。

2. 豆浆

豆浆是深受人们欢迎的一种食品。它除含钙量比豆腐略低外，其他营养素的含量和豆腐相当。豆浆的蛋白质含量接近牛乳，为 2%～3%；含铁量为牛奶的 25 倍之多，而且吸收利用率也较高，可预防缺铁性贫血；同时含有丰富的不饱和脂肪酸，且不含胆固醇；维生素 A、维生素 B_1 等都明显高于牛奶。

豆浆的独特之处表现在，一是蛋白质利用率高，可达 80% 以上；二是脂肪、糖类等能量物质含量较少，可以作为糖尿病患者及肥胖者的理想选择。

当前，豆浆是风靡世界的植物性"牛奶"，欧美市场上豆浆非常普遍，其价格甚至超过了牛奶。但是，豆浆一定要选择正确的食用方法，否则会影响健康。

3. 豆豉、豆瓣酱和腐乳（酱豆腐、臭豆腐）

豆豉、豆瓣酱和腐乳等都是用大豆或大豆制品接种霉菌发酵后制成的，属于发酵豆制品。豆类及其制品在微生物的作用下，产生了多种有机酸、醇、酯、氨基酸；B 族维生素的含量也有所增加，尤其是增加了维生素 B_{12} 的含量，如每 100g 臭豆腐中维生素 B_{12} 的含量是 1～10g。

4. 豆芽

常见的有黄豆芽、青豆芽、黑豆芽、绿豆芽等。豆子发芽后，其显著特点是可以产生维生素 C，100g 黄豆芽的维生素 C 含量可高达 25mg，每 100g 绿豆芽的含量可达 30mg 左右。尽管豆芽在烹调时会损失 60%～70% 的维生素 C，但在新鲜蔬菜缺乏的地区或季节，豆芽仍然是维生素 C 的较好来源。

此外，豆芽的含铁量较高，且容易消化吸收，是贫血病人的有益食品。

表 3-3 是豆类及其制品的营养特点。

表 3-3　豆类及其制品的营养特点

豆类	主要营养价值及优缺点
大豆	优质蛋白：赖氨酸含量高，与谷类互补。优质脂肪：不饱和脂肪酸 85%，富含维生素 E 和卵磷脂。不含维生素 A、维生素 C、维生素 D，含大豆异黄酮等保健物质
红豆	含淀粉高，制作豆沙为主。维生素 B_1、维生素 B_2 含量高
绿豆	含淀粉，口感好，可制作粉丝。有清热解毒等功效
豆腐	抑制了大豆的抗营养因素，增加了钙含量

（四）常见豆类的营养价值

1. 黄豆

黄豆是"豆中之王"，有"植物肉"、"绿色牛乳"的美称。黄豆含有非常多的蛋白质（比瘦肉多 1 倍，比鸡蛋多 2 倍，比牛乳多 1 倍）、丰富的卵磷脂、维生素和无机盐。资料显示，每 100g 干黄豆粒中约含水分 10.2g、蛋白质 36.3g、脂肪 18.4g、糖类 25.3g、粗纤维 4.8g、钙 367mg、磷 571mg、铁 11.0mg、钾 1810mg、胡萝卜素 0.4mg、维生素 B_1 0.79mg、维生素 B_2 0.25mg、烟酸 2.1mg、维生素 E

25mg。大豆油脂中，不饱和脂肪酸含量达 85％以上，其中必需脂肪酸高达 50％，有较强的抗氧化能力。

黄豆对延缓机体老化、维持血管弹性、防止脂肪肝和糖尿病有一定疗效。黄豆中的植物雌激素对延缓女性衰老有特别重要的意义，可以成为辅助治疗妇女更年期综合征的最佳食物，不但经济、有效，而且绝无副作用。

必须注意的是：夹生黄豆不宜吃，因为其中含有不利于健康的胰蛋白酶抑制剂和凝血酶；患有严重肝病、肾病、痛风、消化性溃疡、动脉硬化、低碘者不宜食用黄豆；消化不良者、有慢性消化道疾病的人应尽量少食黄豆，因为黄豆在消化吸收过程中会产生过多的气体而引起腹胀。

2. 绿豆

绿豆，又名青小豆，李时珍称赞它是"真济世之良谷"。绿豆具有较高的营养价值，每 100g 绿豆含蛋白质 22.1g、脂肪 0.8g、碳水化合物 59g、钙 49mg、磷 268mg、铁 3.2mg、胡萝卜素 0.22g、维生素 B_1 0.53mg、维生素 B_2 0.12mg、烟酸 1.8mg。绿豆的蛋白质含量比肉鸡高，且氨基酸种类齐全、比例合理，是完全蛋白质；钙、铁的含量也远远高于鸡肉；维生素 B_1 的含量更是鸡肉的 17 倍。

绿豆不仅营养丰富，而且具有清热解暑、利尿消肿、润喉止渴、明目降压的作用。在炎炎夏日，绿豆汤更是老百姓最喜欢的消暑饮料。但是，绿豆性凉，脾胃虚弱的人不宜多吃；服药，特别是服温补药时也不要吃绿豆食品，以免降低药效。

3. 红小豆

红小豆，又名赤豆、红豆，被李时珍称为"心之谷"，是人们生活中不可缺少的高蛋白、低脂肪、高营养、多功能的杂粮。红小豆富含淀粉，因此又被人称为"饭豆"。

红小豆具有很好的保健作用，具通便、消肿、利尿的功效，对心脏病、肾病患者很有益，经常食用，可净化血液、消除内脏疲劳等。红小豆含有较多的膳食纤维，能润肠通便、预防结石、健美减肥。但是红小豆利尿，所以尿频的人应注意少吃。

4. 黑豆

黑豆，又名乌豆，号称"植物蛋白之王"。黑豆中含有丰富的蛋白质、脂肪、矿物质和膳食纤维等，是一种很好的天然营养源。其营养价值高，保健功能好。

近代医学证明，黑豆具有滋补强身、消炎解痛、黑发、明目等功效，对许多中老年疾病，如高血压、心脏病、糖尿病、肾脏病、肥胖症、血管硬化等都有明显的食疗作用。因此，自古以来，就有"蓬莱仙岛不老药，本是田间寻常豆"，以及"要长寿，吃黑豆"的说法。所以，黑豆是人们日常生活中，尤其是中老年人生活中，不可缺少的饮食佳品。

二、坚果类的营养价值

坚果是指具有坚硬外壳的一类果实，主要品种有花生、西瓜子、南瓜子、葵花子、核桃、杏仁、松子、榛子、栗子、白果、莲子和菱角等。坚果一般都具有比较高的营养价值。

（一）坚果类的营养特点

1. 蛋白质

含油坚果的蛋白质含量在13％～35％之间，唯有栗子较低，仅5％左右。坚果类蛋白质的质量不如大豆蛋白，其限制性氨基酸因品种而异。例如，花生、葵花子的限制性氨基酸是蛋氨酸和异亮氨酸，但是可以与小麦粉产生很好的营养互补作用；核桃的限制性氨基酸为赖氨酸和含硫氨基酸。

2. 脂类

含油坚果的脂肪含量在40％～70％之间，必需脂肪酸含量高，特别是富含卵磷脂，具有补脑健脑的作用。淀粉类坚果的脂肪含量在2％以下。

3. 维生素

含油坚果的维生素E十分丰富，B族维生素的含量也较高，是植物性食品中的佼佼者。杏仁中含较多核黄素，淀粉类坚果的维生素含量不太丰富。

4. 矿物质

含油坚果的铁、锌、铜、锰、硒等微量元素含量相当丰富，高于大豆，更远远高于谷类。

值得注意的是，坚果因为含有大量的脂肪，能量很高，所以不宜大量食用，以免引起消化不良或肥胖。

（二）常见坚果的营养价值

1. 花生

花生，又名"长寿果"、"长生果"；现代营养学家更把它称为"植物肉"。花生是一种高蛋白食品，含蛋白质25％，相当于小麦的2倍、大米的3倍，并且很容易被人体吸收，蛋白质利用率可高达98％。花生中的赖氨酸含量比较丰富，对提高儿童智力、促进细胞发育、增强记忆力有积极的作用，对脑力劳动者来说尤为重要。

花生脂肪含量为48.7％，是大豆的2倍，是重要的食用油。花生油除含大量的不饱和脂肪酸外，还具有丰富的脑磷脂和卵磷脂成分，是神经系统所必需的主要物质，可增强脑功能，延缓脑力衰退；且不含胆固醇，具有降压和降低血液胆固醇等作用。花生中还含有丰富的维生素E和维生素K。

此外，花生红衣中含有一种特殊的物质——凝血素，对血小板减少性紫癜、血友病具有一定的疗效。但高血压、高血脂患者不宜食用花生红衣，花生最好剥皮后食用。

但是，花生含的脂肪较多，所以胆囊摘除者（因脂肪需要大量胆汁来消化）、高脂血症患者不宜食用；因花生含凝血素，所以跌打损伤、血脉淤滞者不宜食用，否则会加重肿痛症状。

花生如果保管不善，受潮发霉，就会产生致癌性很强的黄曲霉毒素，所以霉变的生花生不要直接食用。

2. 核桃

核桃的营养价值很高，在我国是传统的滋补食品。每100g核桃仁中含碳水化合物10.7g、脂肪63.0g、蛋白质15.4g、胡萝卜素0.17mg、维生素B_1 0.32mg、维生素B_2 0.11mg、烟酸1.0mg、磷329mg、钙108mg、铁3.2mg。每100g核桃仁的能量大约为2804kJ。

核桃是一种脂肪含量较高的食品，虽然其中的必需脂肪酸含量较高，而且磷脂的含量也相当丰富，但是它这种高含脂特性，仍然限制它的摄入量，特别是胃肠功能不好的人更不能多吃。

3. 杏仁

杏仁有甜杏仁和苦杏仁两种，其营养价值很高。每100g生杏仁中，含有碳水化合物8.5g、脂肪49.6g、蛋白质24.9g、胡萝卜素0.10mg、维生素C 10mg、磷352mg、钙140mg、铁5.1mg。每100g生杏仁的能量大约为2427kJ。

但是，无论是甜杏仁还是苦杏仁，都含有苦杏仁苷，它是一种可以产生剧毒物质的成分，因此杏仁是不能生吃的，必须经过专门的加工。

第四节　蔬菜、水果的营养价值

一、蔬菜的营养成分

蔬菜是膳食中极重要的组成部分，几乎所有的食品成分都可以在蔬菜中找到，但是蔬菜的营养价值主要体现在为人们供应维生素、矿物质和膳食纤维。

1. 碳水化合物

蔬菜中的碳水化合物含量较低，仅为2％～6％，几乎不含淀粉，主要包括可溶性糖和膳食纤维。蔬菜类含糖量较多的有胡萝卜、番茄、甜薯、南瓜等；含果胶较多的有南瓜、胡萝卜、番茄等。

蔬菜中的膳食纤维含量较高，鲜豆类在1.5％～4.0％，叶菜类通常达1.0％～2.2％，瓜类较低，在0.2％～1.0％。在主食精制程度越来越高的现代饮食中，蔬菜中的膳食纤维在膳食中具有重要的意义。

菌类蔬菜中的碳水化合物主要是菌类多糖，如香菇多糖、银耳多糖等，它们具有多种保健作用。海藻类中的碳水化合物则主要是属于可溶性膳食纤维的海藻多糖，如褐藻胶、红藻胶、卡拉胶等，能够促进人体排出多余的胆固醇和体内的某些有毒、致癌物质，对人体健康有益。

2. 蛋白质和脂肪

新鲜蔬菜的蛋白质含量不高，通常在 3％以下。在各种蔬菜中，以鲜豆类、菌类和深绿色叶菜的蛋白质含量较高，如鲜豇豆的蛋白质含量为 2.9％、金针菇 2.4％、苋菜为 2.8％。如每日摄入绿叶蔬菜 400g，按照 2％的蛋白质含量计算，则可从蔬菜中获得 8g 蛋白质，达每日需要量的 13％，所以绿叶蔬菜也是不可忽视的蛋白质来源。

蔬菜蛋白质的质量较好，如菠菜、豌豆苗、韭菜等限制性氨基酸均是含硫氨基酸，赖氨酸则比较丰富，菌类蔬菜中的赖氨酸特别丰富，所以可以与谷类进行蛋白质营养互补。

蔬菜中的脂肪很低，在 1％以下，所以属于低能量食品，比如 100g 黄瓜所含能量只有 63kJ（15kcal）。

3. 维生素

蔬菜含有谷类、豆类、动物性食品普遍缺乏的维生素 C，以及能在体内转化为维生素 A 的胡萝卜素和除维生素 D、维生素 B_{12}（菌类蔬菜中含有维生素 B_{12}）之外的所有维生素，是膳食中维生素 A 和维生素 C 的主要来源，也是维生素 B_2 的重要来源。

蔬菜中胡萝卜素的含量与颜色有明显的相关关系，深绿色叶菜和橙黄色蔬菜的含量最高，每 100g 中达 2～4mg，而浅色蔬菜含量较低。维生素 C 含量与颜色无关，每 100g 的含量多在 10～90mg。深绿色叶菜和花类蔬菜的维生素 B_2 含量也较高。

维生素的种类及含量与品种有密切的关系。青椒、辣椒、油菜薹、菜心、苦瓜和芥蓝等维生素 C 含量比较高；菠菜、空心菜、苋菜、落葵（木耳菜）、绿菜花和胡萝卜中的胡萝卜素含量较高；菌类、海藻类蔬菜的维生素 C 含量不高，但维生素 B_2、烟酸和泛酸等 B 族维生素的含量较高。

4. 矿物质

蔬菜富含矿物质，对调节人体的酸碱平衡十分重要。

蔬菜属于高钾低钠食品，也是钙和铁的重要膳食来源。如油菜和油菜薹、苋菜、萝卜缨、落葵、茴香、芹菜等蔬菜中的钙含量超过了 100mg/100g。绿叶蔬菜和部分菌类蔬菜的铁含量较高，一般在 2～3mg/100g 之间。但是，蔬菜中的铁为非血红素铁，也容易与蔬菜中的草酸结合成不溶性盐类，所以吸收利用率比动物性食品低，在烹调加工时应加以注意。

二、水果的营养成分

1. 碳水化合物

水果中的碳水化合物包括淀粉、蔗糖、果糖和葡萄糖，鲜果含量多在 10％左右，干果可高达 70%～80%。其中，仁果类（如苹果、梨等）以果糖为主，葡萄糖和蔗糖次之；浆果类（如葡萄、草莓、猕猴桃等）主要是葡萄糖和果糖；核果类（桃、杏）和柑橘类则蔗糖含量较多。未成熟果实中淀粉含量较高，成熟之后淀粉转化为单糖或双糖。

水果（如山楂、苹果和柑橘等）中多含有丰富的果胶，果胶属于膳食纤维中的一类，具有很强的凝胶力，可加工成果酱和果冻制品。同时，果胶还具有一定的降血糖、降血脂、排胆固醇等作用。

2. 维生素

新鲜水果是维生素 C 的主要来源。猕猴桃、酸枣中含丰富的维生素 C 和烟酸，其次为柠檬、蜜柑、广柑、橘子等，山楂也含有丰富的维生素 C，但大部分水果的维生素 C 含量明显低于蔬菜。

胡萝卜素含量丰富的水果有橘子、海棠、杏、红果、枇杷和芒果等黄色果肉的水果，其中芒果含量最丰富。

水果和蔬菜一样，含有除维生素 D 和维生素 B_{12} 之外的所有维生素，但含量远低于绿叶蔬菜。水果中维生素 B_1 和维生素 B_2 的含量通常低于 0.05mg/100g。

3. 矿物质

水果中矿物质的含量不及蔬菜，但干制后可使矿物质得到浓缩，因此葡萄干、杏干、无花果干、柿饼等干果是矿物质的良好来源。其中，桃、梨、杏等水果中铁的含量比较高。

4. 芳香物质、色素和有机酸

水果中含有多种芳香物质，其油状挥发性化合物称为精油，主要成分为醇、酯、醛酮、烃等，芳香物质赋予食物香味，能刺激食欲，有助于食物的消化吸收。

水果富含苹果酸、枸橼酸和酒石酸等多种有机酸，一方面能赋予食物一定的酸味，刺激消化液的分泌，有助于消化，另一方面能使食物保持一定的酸度，可以保护维生素 C 不损失。

虽然水果的营养价值比不上蔬菜，但因为它在食用前无须烹调，所以能有效避免营养素的损失，也是膳食营养素的重要来源。

三、常见蔬菜和水果的营养价值

（一）常见蔬菜的营养价值

蔬菜的品种很多，按其结构及可食部分的不同，可分为叶菜类、根茎类、瓜茄类和鲜豆类等。叶菜类包括白菜、菠菜、卷心菜、苋菜、油麦菜、韭菜等；根茎类包括萝卜、藕、洋葱、蒜和竹笋等；瓜茄类则包括冬瓜、南瓜、西葫芦、丝瓜、黄瓜、茄子、番茄和辣椒等；鲜豆类包括四季豆、扁豆、毛豆、豌豆等。各有其营养特点，下面主要介绍几种常见蔬菜的营养价值。

1. 大白菜

大白菜是我国冬季重要的蔬菜品种。每100g大白菜中，含碳水化合物1.7g、脂肪0.1g、蛋白质0.9g、维生素B_1 0.01mg、维生素B_2 0.04mg、烟酸0.5mg、维生素C 46mg、钙45mg、磷29mg、铁0.6mg。此外，大白菜中还含有较多的微量元素如锌、锰和铜，因此大白菜提供的矿物质比较全面。每100g大白菜的能量大约为46kJ。

2. 辣椒

据测定，每100g青辣椒中，含碳水化合物6.9g、脂肪0.6g、蛋白质1.8g、胡萝卜素0.23mg、维生素B_1 0.03mg、维生素B_2 0.05mg、烟酸1.7mg、维生素C 113mg、钙23mg、磷47mg、铁0.7mg。每100g青辣椒的能量大约为167kJ。

辣椒中含有丰富的维生素，无论形状大小，颜色青红，均含有丰富的维生素C，比一般蔬菜高好几倍。目前认为，辣椒是蔬菜中提供维生素C最多的品种。同时，由于生物碱的存在，人们摄食辣椒后，胃肠道蠕动加快、消化液分泌加强，还能发挥开胃和增加食欲的作用。但是，过多摄食辣椒，可引起胃和肛门疼痛，并产生其他症状。

3. 白萝卜

在我国有"多吃萝卜少患癌"，"十月萝卜小人参"之说；国外则有"萝卜不是水果但胜于水果"之说。

据测定，每100g白萝卜中，含碳水化合物4.0g、脂肪0.2g、蛋白质0.8g、胡萝卜素0.02mg、维生素B_2 0.06mg、烟酸0.3mg、维生素C 35mg、钙35mg、磷23mg、铁0.9mg。每100g白萝卜的能量大约为84kJ。

白萝卜除了正常的营养价值外，还兼有药用疗效，我国传统医学认为白萝卜具有消食、顺气、化痰、止喘、解毒和利尿等多种作用。

4. 番茄

番茄含维生素C较多，是香蕉或苹果的2倍多，是西瓜的10倍。因为番茄本身含较多苹果酸、枸橼酸等有机酸，能保护维生素C不受破坏，故烹调损失比其他蔬菜要少得多。番茄中还含有糖类、蛋白质、维生素B_1、维生素B_2、胡萝卜素以及丰富的磷、钙等。如一个成年人每天食用300g的番茄，便可满足人体一天对维生素及矿物质的需求。

番茄还含有一种特殊的物质——番茄红素，番茄红素有保护心血管、预防癌症（尤其是前列腺癌）、抗氧化、抑制诱变等多种功能，目前番茄红素正日益受到营养界的关注。

值得一提的是，西方国家番茄的消费量远远超过亚洲人，仅次于马铃薯。在这方面，我国居民有必要"洋为中用"——多吃一些番茄。但因番茄性较寒，体质虚弱的妇女在生理期不宜食用；感冒、坐月子时，也不宜食用。

5. 野菜

野菜不仅味道鲜美，而且营养价值高，常见的野菜有苜蓿、启明菜、马齿菜、灰菜、野苋菜等。

野菜中蛋白质的氨基酸组成比较平衡，蛋白质含量稍高于蔬菜。野菜富含胡萝卜素、维生素 B_2、维生素 C 和钙、铁等营养素，且往往高于普通蔬菜。许多野菜的胡萝卜素含量均高于 4mg/100g，维生素 B_2 的含量高于 0.2mg/100g。

我国古代医书有吃荠菜治夜盲症的记载，指出"牛肝补肝明目"、"荠菜利肝明目"，与这些食物富含胡萝卜素有关。表 3-4 列出了部分野菜的营养价值。

表 3-4　部分野菜的营养价值（每 100g 中的含量）

野菜	蛋白质含量 /g	钙含量 /mg	铁含量 /mg	胡萝卜素含量 /mg	核黄素含量 /mg	维生素 C 含量 /mg
荠菜	5.3	420	6.3	3.20	0.19	55
草头	4.2	168	4.8	3.48	0.22	85
马兰头	5.4	285	9.5	3.15	0.36	36
香椿	5.7	110	3.4	0.93	0.13	56

6. 莲藕

每 100g 莲藕中含蛋白质 0.9g、脂肪 0.1g、碳水化合物 17g、粗纤维 0.45g、钙 19～35mg、磷 50～124mg、胡萝卜素 0.02mg、烟酸 0.54mg、维生素 C 22mg、能量 276.3～322.4kJ。此外，莲藕还含有糖及氧化物酶等。

莲藕通常被视为健胃剂，主要是因为它对胃溃疡等伤口具有止血效果。

7. 洋葱

洋葱又称洋葱头、圆葱、皮牙子等，性温而味辛，其鳞茎部分可食用。每 100g 洋葱约含蛋白质 81.8g，不含脂肪，含糖类 8g、钙 40mg、磷 50mg、铁 1.8mg、胡萝卜素微量、维生素 B_1 0.03mg、维生素 B_2 0.02mg、维生素 C 8mg、热量 163.3kJ。

洋葱还含有蔬菜中极为少见的前列腺素 A，具有降压作用；洋葱对预防乳腺癌、结肠癌、前列腺癌也有相当功效。现代医学认为，洋葱还有降血脂、降血糖、减肥和消炎的功效。

洋葱中的烯丙醛具有挥发性的催泪效果，能刺激眼睛中的黏膜而让人流泪。

8. 竹笋

每 100g 鲜竹笋中含蛋白质 41g、脂肪 0.1g、糖类 5.7g、能量为 83.7kJ、纤维素 0.8～1g、钙 22mg、磷 56mg、铁 4.2mg、烟酸 0.6mg、维生素 C 7mg、维生素 B_1 0.8mg，所含维生素 D、胡萝卜素均比一般蔬菜高。

竹笋的一大特点是低脂肪、低糖、多纤维，可以促进肠蠕动，帮助消化，去积食，防便秘，是减肥的佳品。

（二）常见水果的营养价值

常见的水果有苹果、梨、柑橘、香蕉、葡萄、枣、荔枝、西瓜、菠萝和桂圆等，营养成分的含量差别比较大。

1. 苹果

国外有句俗话叫"每天吃苹果，医生远离我"；我国北方民间也有"饭后吃苹果，老头赛小伙"之说。可见苹果是国内外群众公认的保健果品之一。

据测定，每 100g 苹果中，主要含有碳水化合物 13.0g、胡萝卜素 0.008mg、维生素 B_1 0.01mg、维生素 B_2 0.01mg、烟酸 0.1mg、钙 11mg、磷 9.0mg、铁 0.3mg，苹果中维生素 C 含量不多，每 100g 苹果的能量大约为 243kJ。

由于苹果含糖分较多、性凉，因而糖尿病患者和心、肾功能较差者宜少食。另外，苹果中含有发酵糖类，这是一种较强的腐蚀剂，容易引起龋齿，所以吃了苹果后一定要漱口，临睡前吃了苹果一定要刷牙。

2. 桃子

每 100g 桃子约含蛋白质 0.8g、脂肪 0.1g、糖类 10.7g、钙 8mg、磷 20mg、铁 10mg、胡萝卜素 60μg、维生素 B_1 30μg、维生素 B_2 20μg、维生素 C 6mg、烟酸 0.7mg，另含苹果酸和枸橼酸等多种有机酸。桃含铁量较高，在水果中几乎居首位，故吃桃能防治贫血。

桃子的主要成分是蔗糖，维生素与矿物质的含量较少，但是属于纤维成分的果胶颇多，有整肠的功用，经常食用可预防便秘。

3. 梨

每 100g 梨约含蛋白质 0.1g、脂肪 0.1g、糖类 9g、钙 5mg、磷 6mg、铁 0.2mg、胡萝卜素 0.01mg、维生素 B_1 0.02mg、维生素 B_2 0.01mg、维生素 C 4mg、烟酸 0.2mg、能量 167.5kJ。

梨中的木质素及纤维等汇集而成的石细胞，可刺激肠管，消除便秘。

4. 西瓜

西瓜堪称瓜中之王，果味甘甜而性寒。

西瓜除不含脂肪外，富含人体所需要的多种营养素。每 100g 西瓜瓤中约含蛋白质 1.3g、糖类 4.2g、粗纤维 0.3g、钙 6mg、磷 10mg、铁 0.2mg、胡萝卜素 0.17mg、维生素 B_1 0.02mg、维生素 B_2 0.02mg、维生素 C 3mg，另含各种氨基酸、有机酸、无机盐和微量元素锌、钾等，热量为 92.1kJ。

现代医学研究表明，西瓜有治疗肾炎和降血压的作用。西瓜中含有糖、盐、酸等物质，适量的糖能利尿；适量的钾盐能消除肾脏的炎症；而西瓜中的配糖体则有降低血压的作用。

西瓜虽好，但糖尿病患者、体虚胃寒者、口腔溃疡者、充血性心力衰竭者和慢性肾病病人不能多吃。

5. 枣

枣的营养价值很高，维生素 C 的含量是一切果品之冠。每 100g 枣中，含碳水化合物 18g、维生素 C 500mg、钙 14mg、磷 23mg、铁 0.5mg，提供 335kJ 的能量。

　　枣能预防高血压、冠心病和动脉硬化，还具有一定的补血效果。鲜枣中的环磷酸腺苷对心肌梗死、心源性休克等疾病也有显著疗效，而且可显著抑制癌细胞的生长，这更证明了鲜枣是人们理想的营养保健型果品。

　　但是，食用红枣一次最好别超过 20 枚，吃得过量有损消化功能，引发便秘。此外，红枣的表皮坚硬，极难消化，吃时一定要充分咀嚼，否则会损伤胃肠，也影响营养物质的吸收。

6. 干果

　　干果由鲜水果加工而成，如葡萄干、杏干、红枣等，其维生素含量明显降低，但蛋白质、糖类和无机盐的含量相对增加。

　　干果易于运输和储存，别有风味，并且利于食物的调配，使饮食多样化，故仍有一定的食用价值。

　　表 3-5 是常见蔬菜、水果的营养特点。

表 3-5　常见蔬菜、水果的营养特点

蔬菜、水果	主要营养价值及优缺点
白菜	维生素 C 含量高，绿叶部分大于白色部分。小青菜含胡萝卜素
圆白菜	维生素 C 含量最高。含叶酸，建议孕妇多食。含溃疡愈合因子
菠菜	钙、铁含量高，但草酸影响吸收
胡萝卜	富含胡萝卜素，与油脂结合易吸收，适合炒或炖食用
萝卜	含维生素 C、B 族维生素，生吃助消化
番茄	番茄红素：抗氧化。维生素 C 含量高且稳定
黄瓜	富含维生素矿物质，低能量、低营养素，最佳减肥食品。适合生吃
南瓜	含胡萝卜素。保健功能：胃溃疡、便秘、糖尿病
洋葱	保健作用：降血脂、杀菌、减肥、抗衰老
柑橘	维生素 C 含量高且稳定。橘皮比橘肉含维生素 C 高。助消化，促进食欲
苹果	维生素矿物质含量不高。保健：助消化、防便秘、防龋齿
梨	维生素矿物质含量不高。保健：化痰、止渴、润肺
桃	维生素 K 含量高
枣	维生素 C 之王。铁含量高且吸收率高，补血食品
葡萄	含维生素 K 高。葡萄皮：抗氧化、抗癌。葡萄子：美容
草莓	低能量、高营养素密度。维生素 C 含量高于柑橘、苹果、梨和桃。含膳食纤维
山楂	维生素 C、铁含量高且吸收率高
香蕉	维生素含量最高的水果，还是唯一含淀粉的水果

四、食用菌类

　　食用菌是一类比较珍贵的副食品，风味特别。食用菌蛋白质的氨基酸种类十分丰富，必需氨基酸的含量往往为 $35\%\sim45\%$，具有比较高的营养价值。富含 B 族维生素、维生素 D、叶酸等，矿物质的含量也比较高。菌类蔬菜中的碳水化合物主要是菌类多糖，如香菇多糖、银耳多糖等，它们具有多种保健作用，故常有"健康食品"、"保健食品"之称。常见的食用菌品种有蘑菇、香菇、黑木耳和银耳等。

1. 蘑菇

蘑菇是一种深受人们欢迎的鲜食菌。每 100g 蘑菇含碳水化合物 2.4g、蛋白质 2.9g、维生素 B_1 0.11mg、维生素 B_2 0.16mg、烟酸 3.3mg、维生素 C 4mg、磷 66mg、钙 8mg、铁 1.3mg，可提供 96kJ 的能量。

2. 香菇

香菇，又名冬菇，素有"植物皇后"之誉。香菇的味道鲜美，营养丰富，是一种高蛋白、低脂肪的保健食品，富含钙、磷、铁、镁和 18 种氨基酸。

经研究证实，香菇对防治高血压病及心血管疾病、抑制肿瘤有积极的意义，是目前正在开发的保健与健康食品之一。

3. 黑木耳

黑木耳具有很高的营养价值，被人们称为"素中之肉"，富含有钾、钠、镁等多种矿物质，其中铁含量之高，在各种食物中名列前茅。

实验证明，黑木耳可防治冠心病和脑血管疾病，也是一种常用的降血脂食品，可预防高脂血症的发生，是一种具有营养与保健功能的食物佳品。

第五节　动物性食物的营养价值

一、畜、禽肉类的营养价值

（一）畜肉类的营养价值

（1）蛋白质　畜肉类蛋白质含量为 10%～20%，其中肌浆蛋白质占 20%～30%，肌原纤维蛋白质占 40%～60%，间质蛋白质占 10%～20%。畜肉蛋白质的必需氨基酸数量充足、种类齐全、比例合理，易于消化吸收，是优质蛋白质。但间质蛋白质如胶原蛋白和弹性蛋白的必需氨基酸组成不平衡，其中色氨酸、酪氨酸、蛋氨酸含量少，蛋白质利用率低。畜肉中含可溶性的含氮浸出物，使肉汤滋味鲜美。

（2）脂肪　一般畜肉的脂肪含量为 10%～36%，肥肉则高达 90%。脂肪在动物体内的分布随肥瘦程度、部位有很大差异。

畜肉类脂肪以饱和脂肪为主，熔点较高。主要成分为甘油三酯，此外还有少量的卵磷脂、胆固醇和游离脂肪酸。胆固醇在肥肉中约含 109mg/100g，在瘦肉中为 81mg/100g，内脏中约为 200mg/100g，脑中最高，约为 2571mg/100g。

（3）碳水化合物　畜肉类的碳水化合物主要以糖原形式存在于肝脏和肌肉中。

（4）矿物质　畜肉类含铁、锌、磷较高。其中，铁以血红素形式存在，生物利用率高，是膳食铁的良好来源，但钙含量较低。

（5）维生素　畜肉中 B 族维生素含量丰富，内脏（如肝脏）则富含维生素 A、维生素 B_2 等。

（二）禽肉类的营养价值

鸡、鸭、鹅、鹌鹑、火鸡、鸵鸟等统称禽类，以鸡为代表。禽肉统称为"白肉"，与被称之为"红肉"的畜肉相比，在脂肪含量与质量方面具有明显优势。

1. 蛋白质

去皮鸡肉和鹌鹑肉的蛋白质含量比畜肉稍高，为 20% 左右。鸭、鹅的蛋白质含量分别为 16% 和 18%。各部位的蛋白质含量略有差异，如鸡胸肉的蛋白质含量约为 20%、鸡翅约为 17%。在禽类内脏中，肫的蛋白质含量较高，肝脏和心脏含蛋白质约 13%～17%。禽肉蛋白质中氨基酸组成合理，也是优质蛋白，生物价与猪肉和牛肉相当，含氮浸出物也较多。

2. 脂肪

在各种肉禽中，火鸡和鹌鹑的脂肪含量较低，在 3% 以下；鸡和鸽子的脂肪含量类似，为 14%～17%；鸭和鹅的脂肪含量达 20% 左右。脂肪在禽体内的含量随品种、肥瘦、部位不同而有很大的差异。如乌骨鸡的脂肪含量显著低于普通肉鸡；肥育鸡肉的脂肪含量可达 30%～40%；翅膀部分含有较多的脂肪，可达 12% 以上；胸脯肉的脂肪含量很低，仅 3%～5%；家禽内脏中，心脏含脂肪最高，为 9%～12%，肝脏、肫等的脂肪含量较低。

禽类脂肪中不饱和脂肪酸的含量高于畜肉。其中，油酸含量在 30% 以上、亚油酸约为 20%，因而营养价值高于畜类脂肪。其胆固醇含量与畜肉相当。

3. 维生素

禽肉中维生素分布的特点与畜肉相似，B 族维生素含量丰富，特别富含烟酸，泛酸含量也较高；而脂溶性维生素含量较低，但含有一定量的维生素 E，约 90～400mg/100g。

禽类肝脏中各种维生素的含量都很高，是维生素 A、维生素 D、维生素 B_2 和维生素 E 的良好来源。鸡肝中维生素 A 和维生素 B_2 的含量分别为 $10414\mu g/100g$ 和 $1100\mu g/100g$；鸭肝分别为 $1040\mu g/100g$ 和 $1050\mu g/100g$；鹅肝含维生素 A $6100\mu g/100g$，维生素 B_2 含量略低一些，为 $250\mu g/100g$。

此外，禽类的心脏和肫中 B 族维生素的含量也很丰富。

4. 矿物质

与畜肉相同，禽肉中铁、锌、硒等矿物质含量较高，钙的含量也不高。禽类肝脏中富含多种矿物质，且平均水平高于禽肉。肝脏和血液中铁的含量也十分丰富，高达 10～30mg/100g，可谓是铁的最佳膳食来源。

禽类的心脏和肫中矿物质含量也非常丰富。

二、蛋类的营养价值

（一）蛋类的营养价值

蛋类及其制品是人们常吃的副食品之一，常见的蛋类有鸡、鸭、鹅和鹌鹑蛋等，营养价值较高，方便易得，其中产量最大、食用最普遍、食品加工中使用最广泛的是鸡蛋。鸡蛋质嫩味鲜；鸭蛋质略老而味较腥，味稍差；鹅蛋质老而味较差；鸽蛋与鹌鹑蛋质嫩味鲜，均为珍贵食品，营养极其丰富。

1. 蛋的结构及营养素分布

各种禽蛋的结构都很相似，主要由蛋壳、蛋清、蛋黄三部分组成。以鸡蛋为例，蛋壳质量占全蛋的 11％，96％的成分是碳酸钙，还有少量的碳酸镁和蛋白质；蛋黄和蛋清分别占可食部分的 1/3 和 2/3。

蛋清包括内外两层，外层为中等黏度的稀蛋清，内层包围在蛋黄周围，为胶质冻样的稠蛋清。蛋清的主要成分是水分，其次是蛋白质，也是维生素 B_2 的良好来源。生蛋清中含有抗生物素和抗胰蛋白酶，前者妨碍生物素的吸收，后者抑制胰蛋白酶的活力，但当蛋煮熟时，即被破坏。

蛋黄表面包有蛋黄膜，有两条韧带将蛋黄固定在蛋的中央。蛋黄比蛋清含有更多的营养成分，除蛋白质外，蛋黄还集中了禽蛋中绝大部分矿物质、维生素和脂肪。

2. 蛋的营养成分

蛋类的营养成分比较全面均衡，易于消化吸收，是理想的天然食品。

蛋类蛋白质的生物价最高，几乎能被人体完全吸收利用，是食物中最理想的优质蛋白质。如全鸡蛋蛋白质的生物价为 94、蛋黄为 96，是一般谷类食物蛋白质的 1.3 倍、豆类的 1.6 倍、鱼和肉类的 1.2 倍、奶类的 1.1 倍左右。所以，在进行各种食物蛋白质的营养质量评价时，常以全蛋蛋白质作为参考蛋白。

蛋类也是人体必需氨基酸的重要来源，其丰富的蛋氨酸能补充豆类和谷类食品中蛋氨酸的不足，从而提高其营养价值。

蛋类矿物质主要以钙、磷和铁为主，虽然蛋黄中铁含量较高，但因有卵黄高磷蛋白的干扰，其吸收率只有 3％。

蛋黄中含丰富的维生素 A、维生素 D、维生素 B_1 和维生素 B_2，其中维生素 D 的含量随季节、饲料组成等而有一定变化。

脂肪也主要集中在蛋黄中，其中不饱和脂肪酸含量较高，如鸡蛋为 58％、鸭蛋为 62％，因此更容易消化吸收。蛋黄中含有丰富的卵磷脂，胆固醇的含量也比较高，约为 1500mg/100g，因此蛋黄常被视为导致高血脂、冠心病、动脉粥样硬化的危险因素。有人建议上述患者应"禁食鸡蛋"，但也有人持不同意见，认为蛋黄中虽然含有较多胆固醇，但也含大量卵磷脂，而卵磷脂对心血管疾病有治疗作用。

（二）蛋制品的营养价值

常见的蛋制品有咸蛋、蛋粉、皮蛋、咸蛋、糟蛋等，风味独特，便于储藏和运输。

制作咸蛋对营养素的含量影响不大，但增加了钠盐的含量。

制作松花蛋需加入氢氧化钠等碱性物质，使维生素 B_1 受到一定程度的破坏。传统松花蛋的制作需要使用黄丹粉，即氧化铅，使产品中的铅含量有所增加，对人体健康不利，若用铜或锌盐代替氧化铅制成"无铅皮蛋"，则可有效降低铅的含量。

制作蛋粉对蛋白质的利用率无影响，B 族维生素有少量损失，但维生素 A、维生素 D 含量不受影响。

三、水产品的营养价值

水产品包括各种鱼类、虾、蟹、贝类和海藻类（如海带等）。它们是蛋白质、无机盐和维生素的良好来源，味道鲜美，深受人们喜爱。

（一）水产品的营养特点

1. 蛋白质

鱼类蛋白质与人体组织蛋白的组成相似，因此生物价较高，利用率可达85％～95％，属优质蛋白。但鱼类的一些制品，如鱼翅，虽然蛋白质的含量很高，但主要以胶原蛋白和弹性蛋白等结缔组织蛋白为主，这两种蛋白质的氨基酸组成不尽合理，色氨酸比较缺乏，营养价值较低，属不完全蛋白质。

鱼肉的肌纤维细而短，蛋白质结构松软，水分含量较高，肉质细嫩，易为人体消化吸收，比较适合病人、老年人和儿童食用。

2. 脂类

水产类的脂肪含量有很大的差异，为 0.5％～11％，一般在 3％～5％之间。银鱼、鳕鱼的脂肪含量只有 1％左右，而河鳗的脂肪含量可高达 28.4％。

鱼类的脂肪呈不均匀分布，主要存在于皮下和脏器的周围，肌肉组织中含量很少；虾类的脂肪含量很低；蟹类的脂肪主要存在于蟹黄中。

鱼肉的胆固醇含量不高，每 100g 中约含 60～114mg；鱼子中的胆固醇含量比较高，约为 354～934mg/100g；虾和蟹肉中胆固醇含量也不高，但虾子中胆固醇可高达 940mg/100g，蟹黄中也高达 466mg/100g。

鱼类脂肪含量少，大部分为不饱和脂肪酸，在不饱和脂肪酸中，长碳链、多价不饱和脂肪酸占的比例较大，因此鱼类脂肪具有一定的防止动脉粥样硬化和冠心病的作用，但鱼油也因此易氧化酸败。

3. 无机盐

鱼类无机盐的含量比较高，可达到 1％～2％，磷的含量最高，约占无机盐总量的40%；此外，钙、钠、氯、钾、镁等含量也比较高；钙在小虾皮中的含量特别高，可达到2%；海产品含有丰富的碘，有的海鱼中碘的含量可达到500～1000μg；而淡水鱼的碘含量只有50～400μg。很多海产品中还含有丰富的微量元素，例如每1kg牡蛎含锌量可高达1280mg，是锌的良好食物来源。

4. 维生素

鱼类是维生素B_2、烟酸的良好来源。鱼类，特别是海产鱼的肝脏中维生素A和维生素D的含量特别高，因而常用以生产药用鱼肝油等。但有些鱼体内含有硫胺素酶，新鲜鱼如果不及时加工处理，鱼肉中的维生素B_1则被分解破坏。

5. 含氮浸出物

鱼类的含氮浸出物比较多，约占鱼体质量的2%～3%，主要包括三甲胺、次黄嘌呤核苷酸、游离氨基酸和尿素等。氧化三甲胺是鱼类鲜味的重要物质，三甲胺则是鱼腥味的重要物质，还有一些有机酸常常与磷结合成磷酸肌酸，此物常略带苦味。

总之，水产品味道鲜美、营养丰富，但若食之不当也可致病，甚至会送命。如河豚鱼若处理不当，食后会致急性中毒而死亡，所以千万不要"舍命吃河豚"。

鱼肉腐败变质的速度很快，有些鱼类即使刚刚死亡，体内往往已产生引起食物中毒的毒素，因此吃鱼一定要新鲜。

有些水产动物易感染肺吸虫和肝吸虫（特别是小河、小溪中的河蟹），如吃时未煮熟，就可能使人患病。所以在烹调加工时要注意烧熟煮透。还有一些鱼，如鲐鱼、金枪鱼等，体内含有较多的组胺，体质过敏者吃后会引起皮肤潮红、头晕、头痛等过敏反应，甚至出现哮喘或荨麻疹等，也要特别注意。

（二）常见水产品的营养

1. 鲤鱼

鲤鱼，是人们非常熟悉的一种鱼类，它的营养价值较高。每100g鱼肉中含蛋白质20g、脂肪1.3g、碳水化合物1.8g、钙6.5mg、磷407mg、铁0.6mg，并含有多种维生素、谷氨酸、甘氨酸、组氨酸等，另外还含有挥发性含氮物质、挥发性还原性物质以及组织蛋白酶A、B、C等成分。因此，鲤鱼营养丰富，而且对门静脉性肝硬化腹水或水肿、慢性肾炎水肿均有利水消肿的效果。

2. 鲫鱼

鲫鱼又名鲋鱼，含有蛋白质、脂肪、糖类、无机盐、维生素A、维生素B、烟酸等。每100g鲫鱼中含蛋白质高达20g，仅次于对虾，且其中赖氨酸和苏氨酸含量较高，营养价值很高；含脂肪达7g，鱼油中含有大量维生素A等。临床证明，鲫鱼对慢性肾小球肾炎水肿和营养不良性水肿等病症有较好的调补和治疗作用。

3. 桂鱼

桂鱼又称鳜鱼、石桂鱼、锦鳞鱼、鳜豚等，其肉味鲜美。含蛋白质、脂肪、钙、磷、铁、维生素 B_1、维生素 B_2、烟酸等，其营养价值胜过鲈鱼、鲤鱼等。桂鱼为补气血、亦虚劳的食疗要品，肺结核病人宜多食之。

4. 带鱼

带鱼又名鞭鱼、海刀鱼、牙带鱼、鳞刀鱼等，富含蛋白质、脂肪，也含较多的钙、磷、铁、碘以及维生素 B_1、维生素 B_2、维生素 A 等多种营养成分。

带鱼鱼鳞中含较多的卵磷脂和多种不饱和脂肪酸，对延缓脑细胞死亡、增强细胞活力有较好效果。由于带鱼肥嫩少刺，易于消化吸收，更是老人、儿童、孕妇和病人的理想食品。

5. 虾

虾又名"长须公"、"虎头公"，其家族庞大，有龙虾、对虾、海虾、白虾、青虾、毛虾等。虾含蛋白质较高，并含脂肪、碳水化合物、钙、磷、铁、碘、维生素 A、维生素 B_1、维生素 B_2、烟酸，还含有丰富的维生素 E 及碘等。虾皮中含钙量很高，孕妇常吃虾皮，可预防缺钙抽搐症及胎儿缺钙症等。

6. 海参

海参又名海黄瓜、沙参，其种类多达 1000 余种。每 100g 鲜海参含蛋白质 21.5g、脂肪 0.3g、碳水化合物 1.0g、钙 118mg、磷 22mg、铁 1.4mg，还有海参苷、酸性黏多糖、碘、钒等多种物质。所以，常食海参能够降低血脂、延缓衰老、减轻疲劳、强身健体。近年来还发现，海参煮食可防止宫颈癌放射治疗引起的直肠反应。

7. 牡蛎

牡蛎又名蛎蛤、海蛎、蚝子，属于贝类食品，含有大量人体需要的营养物质。每 100g 牡蛎干品中，含蛋白质 45～57g、脂肪 7～11g、糖原 19～38g，以及维生素 A、维生素 B、维生素 C、维生素 D、维生素 E 和微量元素铁、锰、磷、铜、锌、碘等，其中含锌量极高。此外，它还含有海洋生物特有的多种活性物质和牛磺酸，有利于减肥、抗菌等。

牡蛎所含有的物质，非常有利于人体的健康，为理想的营养水产食品之一。

8. 海带

海带又名昆布、海草，有"海底庄稼"之称。海带所含的许多成分往往为其他食物不可替代，经常食用海带，能够降低血管疾病和其他一些老年性疾病的患病率，提高平均寿命。

据营养分析，每 100g 海带中含蛋白质 8.2g、碳水化合物 56.2g、脂肪 0.1g、钙 1177mg、磷 216mg、铁 156mg、胡萝卜素 0.57mg、维生素 B_1 0.09mg、维生素 B_2 0.36mg、烟酸 1.6mg 和纤维素、脯氨酸、褐藻酸、甘露酸等。

海带为"碘菜之王"，其碘的含量高达 3%，是防止甲状腺肿的首选食物。

四、乳与乳制品的营养价值

（一）乳的营养特点

牛乳是营养丰富的天然食品，含有人体所需的几乎全部营养素及具有保健功能的生物活性物质。鲜乳的总乳固体含量为 13.0％，其中脂肪 4.0％、蛋白质 3.4％、乳糖 4.8％、矿物质 0.8％（其中钙 0.11％，是最好的钙源），含有几乎所有的脂溶性和水溶性维生素。同时，乳还能提高机体免疫力、降低胆固醇、防治动脉硬化、抗胃溃疡等。酸乳还有延年益寿、抑制肿瘤生长的作用。

1. 蛋白质

牛乳中的蛋白质含量比较恒定，约为 3.0％～3.5％，其蛋白质中 80％以上为酪蛋白，其他主要为乳清蛋白。

牛乳蛋白为优质蛋白，容易为人体消化吸收，生物价为 85，并能与谷类蛋白质发生营养互补作用。

羊奶的蛋白质含量为 3.5％～3.8％，略高于牛乳。此外，羊奶蛋白质中酪蛋白的含量较牛奶略低，在胃中所形成的凝乳块较小而细软，更容易消化。婴儿对羊奶的消化率可达 94％以上。

2. 脂肪

乳脂肪的含量随饲料、季节而发生变化。天然牛乳中的脂肪含量为 2.8％～4.0％，水牛奶的脂肪含量是各种奶中最高的，为 9.5％～12.5％。乳脂肪主要由甘油三酯组成，其中饱和脂肪酸占 95％以上，还有少量的磷脂（约为 20～50mg/100ml）、固醇类（胆固醇约为 13mg/100ml）、类胡萝卜素和脂溶性维生素等。

乳脂肪主要以微脂肪球的形式分散于牛乳之中，容易消化。每毫克牛乳中约有脂肪球 20 亿～40 亿个，平均直径为 $3\mu m$。羊奶的脂肪球大小仅为牛奶的 1/3，而且大小均一，容易消化吸收。

3. 碳水化合物

乳糖几乎是天然乳中唯一的碳水化合物，含量约占 4.6％，占牛奶中碳水化合物含量的 99.8％。乳糖容易为婴儿消化吸收，而且具有良好的营养保健功能。

4. 维生素

牛乳几乎含所有种类的脂溶性和水溶性维生素，包括维生素 E、维生素 K、各种 B 族维生素和微量的维生素 A、维生素 C、维生素 D。牛乳是 B 族维生素的良好来源。

牛乳的淡黄色来自类胡萝卜素和核黄素，其中胡萝卜素的含量受季节和饲料的影响，青饲料多时含量增加。乳中的 B 族维生素主要是由胃中的微生物所产生，其含量受饲料影响较小。放牧乳牛所产奶的维生素含量通常高于舍饲乳牛所产的奶。

5. 矿物质

牛乳中含有丰富的矿物质，钾、钠、镁元素含量较丰富，但铁、锌、铜元素的含量较低，必须从其他食物中获取足够的铁。牛乳中的钙、磷不仅含量高而且比例合适，并有维生素 D、乳糖等促进吸收因子，吸收利用效率高，因此牛乳是膳食中钙的最佳来源。我国人民食用牛奶较少，是膳食中的重要缺陷之一，也直接造成钙摄入量的不足。

羊奶中的矿物质含量比牛奶略高，达 0.85％，其中钙、磷含量丰富，也是天然补钙品。其中铁含量与牛奶相当，钴含量比牛奶高 6 倍。

乳中矿物质含量因品种、饲料、泌乳期等因素而有所差异，初乳期含量最高，常乳期含量略有下降。

6. 其他有益健康的物质

乳中含有大量的生理活性物质，其中较为重要的乳铁蛋白、免疫球蛋白、生物活性肽、共轭亚油酸、生长因子和多种活性肽类，具有特殊的营养保健功能。

（二）乳制品的营养价值

1. 含乳饮料

含乳饮料包括配制型含乳饮料和发酵型含乳饮料，大部分成分是水，乳成分非常少（仅为 30％左右），所以营养价值不高，但发酵型乳饮料因含有活性乳酸菌，营养价值略高于配制型含乳饮料。

消费习惯的多样化，促使了花色乳饮料的产生，比如芦荟奶、核桃奶等；强化维生素和 Ca、Fe、Zn 等的乳饮料也有广大的生存空间，从色泽、风味、营养上满足了人们的需求。

2. 发酵乳

发酵乳是鲜乳在发酵剂的作用下发酵而成的乳制品，主要有酸乳、乳酸菌饮料和酸奶酒、发酵酪乳等。其中的乳糖被发酵成乳酸或酒精，可以有效预防乳糖不耐症。

保加利亚乳酸杆菌和嗜热链球菌发酵而成的乳制品，经过发酵，乳蛋白质发生了部分水解，提高了消化吸收率；发酵产生的乳酸还能促进机体对 Ca、P、Fe 的吸收，可预防婴儿佝偻病和成人骨质疏松症等；经过发酵，酸乳中的 B 族维生素含量增加，进一步提高了酸乳的营养价值。此外，酸乳中的乳酸菌还能调节肠道菌群平衡，抑制肠道内有害菌生长，促进有益菌的繁殖等。

乳酸菌饮料的乳固体含量比较低，所以营养价值远不及酸乳，但是因为含有活性乳酸菌，所以具有一定的整肠功能。

发酵稀奶油，口感柔和、略带酸味，脂肪含量为 10％～30％；开菲尔酸奶酒，口感酸甜、略带酵母味，脂肪含量为 0.5％左右；发酵乳酪富含卵磷脂；酸牛奶酒可用于治疗结核病、胃肠道疾病、心血管疾病和便秘等，在东欧国家有大量的生产，我国的内蒙古、新疆等地也有制作和饮用的悠久历史。

3. 乳粉

乳粉保持了乳中的营养成分，便于冲调饮用，还能调节奶牛产乳旺季时的波动。

婴幼儿配方乳粉是目前发展的一个方向。为弥补母乳喂养不足的缺陷，常在牛乳中添加 IgG、IgA、IgM、IgD、IgE 等 5 种免疫球蛋白及二十二碳六烯酸（DHA）、二十碳五烯酸（EPA）、α-亚麻酸等不饱和脂肪酸，同时适当添加功能性低聚糖和维生素 A、维生素 B_1、维生素 B_6、维生素 C、维生素 D 和叶酸等，但要注意维生素及矿物质的可耐受最高摄入量，防止因过量添加而对婴儿产生毒副作用。

4. 干酪及其副产品

干酪的营养丰富，含有丰富的蛋白质、钙、维生素 B_2、维生素 A、维生素 D 等，含脂率为 22.3%～36.5%，消化率为 88%～90%；乳蛋白在蛋白质分解酶的作用下产生蛋白胨、肽、氨基酸，消化率 96.2%～97.5%；钙含量 4.0～13.0mg/g，磷为 4.0～8.5mg/g；脂溶性维生素和乳脂肪含量丰富，因此，干酪具有很高的营养作用，被广泛用于肉制品、发酵乳制品、冰激凌和焙烤食品的生产中。

生产干酪的副产品乳清，可用以制备乳清粉、乳清浓缩蛋白或乳清分离蛋白等。乳清蛋白中富含亮氨酸、异亮氨酸和缬氨酸，多用于运动员饮料和食品中。

5. 初乳

奶牛产后 2～3 天内分泌的乳叫初乳，是全世界公认的功能性食品资源宝库。初乳的营养物质极为丰富，干物质含量比常乳高 1.5～2 倍，含有大量的蛋白质、维生素和矿物质。

牛初乳中蛋白质含量达 17.5%，是常乳的数倍，其中球蛋白、白蛋白和酪蛋白的含量分别比常乳高 13.6 倍、2.5 倍和 2 倍以上。初乳中的免疫球蛋白与其中的白细胞、大量的抗体、酶及溶菌素共同作用，可以增进新生幼畜对各种疫病的抵抗力。

初乳中维生素 A、维生素 C、维生素 D 等的含量丰富，维生素 E 含量达 3600～5400μg/kg，为常乳的 7 倍；胡萝卜素的含量为 900～1620mg/kg，比常乳高 12 倍以上。另外，初乳中还含有较多的矿物质，其中镁、氯、磷、铁、钙等的含量均极高。

6. 冰激凌

冰激凌是一种冷冻乳制品，原料中的乳蛋白含量应大于 2%，脂肪含量在 6%～16%，总固形物 32%～45%，具有浓郁的香味、细腻的组织和可口的滋味。冰激凌脂肪含量比较高，属于高热量食品，不宜多吃。

第六节　其他食物的营养与保健功能

一、食用油脂的营养价值

（一）食物中脂类的来源与营养价值

各种食物，无论是动物性的或是植物性的，都含有脂肪，只不过含量有多有少。

1. 植物油脂

植物油脂是亚油酸的最好食物来源。常吃的植物油中，菜油和茶油中的亚油酸含量比其他植物油少，小麦胚芽油的含量很高，每 1g 约含亚油酸 502mg、亚麻酸 57mg，在国内外已列入健康食品的行列。而且植物性食物不含胆固醇，只含植物固醇，能抑制胆固醇的吸收。

米糠油和玉米胚油是近年来开辟的食用油新资源。其中，米糠油是优质食用油，不饱和脂肪酸占 80% 左右，吸收率也较高，一般可达 92%～94%；而且，米糠油还具有降低人体血清胆固醇的作用。玉米胚油也是优质食用油，含不饱和脂肪酸 85% 以上，其中亚油酸占 47.8%，人体吸收率可达 97% 以上。玉米胚油可降低人体血胆固醇的含量，对冠心病有一定预防效果；而且玉米胚油中还含有较丰富的维生素 E（约 10mg/100g），因此，玉米胚油不易氧化，性质稳定，耐储存。

油料作物及坚果、黄豆中的脂肪含量也非常丰富（见表 3-6），其中一部分常用作烹调用油，如豆油、花生油、菜子油、芝麻油等。

表 3-6　油料作物和坚果中的脂肪含量

食 物 名 称	脂肪含量/%	食 物 名 称	脂肪含量/%
黄豆	18	花生仁	30～39
芥末	28～37	香榧子	44
大麻	31～38	落花生	48
亚麻	29～45	榛子	49
芝麻	47	杏仁	47～52
葵花子	44～54	松子	63
可可	55	核桃仁	63～69

2. 动物油脂

动物脂肪中亚油酸含量一般比植物油低，但相对说来，猪油的含量比牛油、羊油多，而禽类油又比猪油高，这些动物油脂中胆固醇含量都比较高。而海产鱼油中富含二十碳五烯酸和二十二碳六烯酸，具有降血脂、降血压等作用，可以预防脑血栓、心肌梗死、高血压等老年病。

肥肉和骨髓中含脂肪最多，高达 90%，其次是肾脏和心脏周围的脂肪组织、肠系膜等处。动物性脂肪如猪油、牛油、羊油、禽油等也常被用作烹调用油。

表 3-7 显示了主要食用油脂的亚油酸含量。

（二）常见食用油脂的营养价值

1. 大豆油

又叫豆油、黄豆油，其色泽深黄，有豆腥味，是中国人特别是北方人民生活中的主要食用油之一。主要食用油脂的亚油酸含量见表 3-7。

表 3-7　主要食用油脂的亚油酸含量表（占脂肪总量的％）

食用油脂	亚油酸	食用油脂	亚油酸
棉子油	55.6	菜子油	14.2
大豆油	52.2	茶油	7.4
小麦胚芽油	50.2	猪油	6.3
玉米胚油	47.8	牛油	3.9
芝麻油	43.7	羊油	2.0
花生油	37.6	鸡油	24.7
米糠油	34.0	黄油	3.6

每 100 克大豆油中约含能量 3759.7kJ、脂肪 99.4g、碳水化合物 0.3g、胡萝卜素及 B 族维生素微量，维生素 E 的含量为 3128mg，另含少量钙、磷、铁、锌、铜、锰等矿物质。

大豆油中的脂肪酸主要是亚油酸，占 50％～60％，油酸占 22％～30％，棕榈酸占 7％～10％，亚麻酸占 5％～9％，硬脂酸占 2％～5％，豆油还富含卵磷脂。大豆油的人体消化吸收率高达 98％。

大豆油中的亚油酸，具有降低血中胆固醇的作用，因而在一定程度上可以预防心血管疾病，是心脏病患者理想的食油。大豆油中所含磷脂，在生理上对人体有重要的正面影响，这是一般食物和油脂中少有的。

2. 花生油

花生油，色淡黄透明，具有花生的香味，是中国人日常生活中的一种主要食用油。

每 100g 花生油中约含水分 0.1g、能量 3763.9kJ、脂肪 99g、碳水化合物 0.6g、维生素 7.64～58.7mg，另有不等量的钙、磷、铁、锌等物质。花生油中 80％以上是不饱和脂肪酸，其中油酸占 41.2％，亚油酸占 37.6％，棕榈酸、硬脂酸和花生酸等饱和脂肪酸以及磷脂、胆碱等约占 19.9％。

花生油容易被人体吸收，具有降解胆固醇的作用，可以保护血管壁，防止血栓形成，因而有助于预防动脉硬化和冠心病，是中老年人理想的食用油脂之一。花生油也有延缓脑功能衰退的作用。

食用花生油要提防因生产者选料不细而造成的黄曲霉毒素残留，黄曲霉毒素有很强的致癌作用，只有采取特殊榨取工艺才能避免这种危害。

3. 芝麻油

又称麻油、香油及小磨香油等，色泽金黄，香味诱人，是各种动植物油脂中唯一生熟皆可食用的油料，也是各类食用油中的佼佼者。

芝麻油含油酸 35％～49.4％、亚油酸 37.7％～48.4％、花生酸 4％～12％。每 100g 芝麻油中含蛋白质 20g、脂肪 52.9g、碳水化合物 15g、能量 3751kJ、粗纤维 6.9g、钙 870mg、磷 530mg、铁 58mg、胡萝卜素 0.03mg、维生素 B_1 0.24mg、维生素 B_2 0.20mg、烟酸 6.7mg，另含有极为丰富的维生素 E 和卵磷脂，对软化血

管和保持血管弹性、预防脱发和过早出现白发均有较好的效果。

为防止芝麻油长时间储存后氧化，可向内加入少量茴香、花椒、桂皮或维生素E等抗氧化物质。

4. 奶油

奶油的主要成分是乳脂肪，其消化率高，维生素A的含量也比较丰富。

人造奶油是作为奶油的代用品而发明的，目前多使用植物性脂肪来制造，因此不含胆固醇，且含有较多的不饱和脂肪酸，因此具有预防动脉硬化及高血压的效果。

5. 橄榄油

橄榄油被西方人誉为"美女之油"和"可以吃的化妆品"，是一种不经任何化学处理、主要以天然状态被食用的植物油。在通常情况下，橄榄油色泽淡黄、清亮透明，具有橄榄特有的清香味。

因为在生产过程中未经任何化学处理，所以其中的胡萝卜素、维生素D、维生素E以及不饱和脂肪酸的总量达到80%以上。其中，油酸占86%、亚油酸占4%～5%、花生酸占0.9%，人体消化率可达到94%左右。橄榄油中还含有一种名叫多酚的抗氧化剂，它可以抵御心脏病和癌症，并能与一种名叫鲨烯的物质聚合，从而减缓结肠癌和皮肤癌细胞的生长。

与谷物油脂相比，它的亚油酸含量较低，维生素E的含量也较低。

与多数植物油有所不同的是，橄榄油可以给任何烹饪物增添各种独特的风味，从淡淡到浓烈，从甜蜜到辛辣，样样俱全、品种多样。

二、酒的营养价值

酒的种类很多，按商业习惯可分为白酒、黄酒、果酒、药酒、啤酒五大类；按酒精含量可分为高度酒（40度以上）、中度酒（20～40度）和低度酒（20度以下）。其中，葡萄酒、黄酒、果酒和啤酒都属低度酒。酒类除含有酒精以外，还含有其他营养成分。

1. 白酒

白酒是用谷物或薯类为原料酿造的，其酒精含量多在50～60度左右，分为酱香型、清香型、浓香型三种。

白酒的主要成分是水和酒精，酒精除可以提供相当于碳水化合物和蛋白质2倍的热量以外，还会影响多种营养素的吸收、利用和代谢，如干扰维生素B_2、叶酸的吸收等。此外，白酒酿制过程中，也产生了一些有毒物质，包括甲醇、醛、杂醇油、铅和氰化物，对人体的健康有很大影响，所以应限制饮用量。

2. 黄酒

黄酒又称老酒，也是用谷物酿造的，是一种低度酒，酒精含量一般在15%～

20%。

黄酒中含有十多种氨基酸，大多数氨基酸是人体必需氨基酸。据测定，每升黄酒中的赖氨酸的含量在中外各种营养酒类中最丰富，所以人们把黄酒誉为"液体蛋糕"。此外，黄酒还具补血气、助运化、舒筋活血、健脾补胃、祛风寒的功能，所以医学上被广泛用于治病制药。

3. 果酒

果酒是以水果为原料酿造而成的，葡萄酒是果酒的典型代表。葡萄酒酒精含量较低，一般在8～24度，现在市场上出售的国产葡萄酒度数多在12度左右。

葡萄酒中含有醇、酸、糖、酯类、矿物质、蛋白质、多种氨基酸和多种维生素。适量饮用非常有益于健康，不仅能滋补、健身、开胃和助消化，而且对心血管病、贫血、低血压、神经衰弱等症有较好的防治效果。

4. 啤酒

啤酒是含酒精度数最低的一种酒，只有3～5度，又有丰富的营养成分，除水和碳水化合物外，还含有酒花、蛋白质、二氧化碳、丰富的氨基酸、钙、磷和维生素等。

据测定，1L 12度的啤酒（啤酒的度数不是酒精度数，而是特指啤酒液中原麦汁质量的百分数）相当于770g牛奶或210g面包的营养。因此，啤酒又有"液体面包"之美誉。

啤酒花中含有挥发性的芳香油，使啤酒兼备了特殊香气和爽口的苦味，因而具有健胃、利尿和镇静的医药功效，而二氧化碳使啤酒具有消暑散热之功能。

5. 药酒

药酒一般是用白酒、食用酒精、黄酒或葡萄酒浸泡药材后配制而成的。药酒是中国的传统产品。明朝李时珍的《本草纲目》中载有69种药酒，有的至今仍在沿用。药酒品种繁多，功效各异，既有滋补功能，又有医疗效用。

药酒剂量浓缩、针对性强、疗效快、服用简单、便于储藏和携带，所以被广泛应用于内科、外科和妇科等某些疾病。但由于酒性强，适用范围有一定的限度，有些病人不宜内服，在临床上应遵医嘱，切忌滥用。

三、饮料的营养价值

饮料是指以水为基本原料，采用不同的配方和制造方法生产出来、供人们直接饮用的液体食品。饮料一般分为含酒精饮料和无酒精饮料，无酒精饮料又称为软饮料，这里主要介绍软饮料。饮料中含有大量的水分，是获取水分的途径之一。

按照我国的饮料划分标准，市场上的饮料可分为碳酸饮料、果汁（浆）及果汁饮料、蔬菜汁及蔬菜汁饮料、含乳饮料、植物蛋白饮料、瓶装饮用水、茶饮料、固体饮料、特殊用途饮料和其他饮料等十类，这些饮料各有独特的风味和营养价值。

1. 碳酸饮料

碳酸饮料是在一定条件下充入二氧化碳的制品，多数颜色艳丽、口感清爽。碳酸饮料最大的特点是饮料中含有"碳酸气"，因而赋予饮料特殊的风味以及解渴功能。

碳酸饮料中除了 CO_2、糖及添加剂外，几乎不含其他营养素，因此营养价值很低。碳酸对牙齿有腐蚀作用，能加剧青少年牙齿的腐损程度；常饮碳酸饮料还不利于人体骨骼的健康发育，会大大提高骨折发生率；此外，过多摄入碳酸饮料还易导致肥胖症，所以儿童不宜多喝。

2. 果汁（浆）及果汁饮料

果汁（浆）及果汁饮料是用新鲜或冷藏水果加工制成的。新鲜果汁中 $80\%\sim90\%$ 是水分，糖的含量为 $4\%\sim20\%$，主要是果糖、葡萄糖、蔗糖等，浑浊汁中还含有一定量的膳食纤维；蛋白质和脂肪的含量极微；脂肪含量一般小于 0.1%；脂肪酸主要是亚油酸、油酸、棕榈酸等。果汁中含有人体所需的多种维生素，最丰富的是维生素 C，还含有少量的维生素 B_1 和维生素 B_2，以及极微量的维生素 E，大部分的果汁还含有一定量的 β-胡萝卜素。果汁中所含的矿物质主要有钾、钠、钙、镁、磷、铁等。

果汁饮料中原果汁的含量一般低于 10%，有的甚至在 2.5% 以下，仅能提供水分和能量。

3. 蔬菜汁及蔬菜汁饮料

用新鲜或冷藏蔬菜（包括可食的根、茎、叶、花、果实、食用菌、食用藻类及蕨类等）加工制成。新鲜的蔬菜汁中膳食纤维的含量低于新鲜蔬菜。

鲜菜汁是体内"清洁剂"，当多量的鲜菜汁进入人体消化系统后，会使血液呈碱性，把积存在细胞中的毒素溶解，由排泄系统排出体外。

4. 植物蛋白饮料

植物蛋白饮料是用植物的果实、种子为原料榨取浆液，再根据一定的配方向浆液中加入水、糖等调制而成的制品，含有这些果实的各种蛋白质、糖类、维生素、矿物质等营养成分，具有这些果实相应的营养价值。一般地，成品中蛋白质含量不低于 0.5%。现主要以豆奶为代表进行介绍。

每 100g 豆奶含蛋白质 3.2g、脂肪 1.7g、糖类 41g、钙 27mg、维生素 B_1 0.05mg、维生素 B_2 0.06mg、铁 2.5mg。豆奶中亚油酸含量极为丰富，还含有丰富的卵磷脂，且不含胆固醇，所以可预防心血管疾病的发生。此外，豆奶经过加工除去了抗营养因子，所以更容易消化。

5. 瓶装饮用水

包括饮用天然矿泉水、饮用纯净水、矿物质水等。

饮用天然矿泉水是从地下深处自然涌出的或人工抽取的未受污染的地下矿泉水，含有一定量的矿物盐、微量元素或二氧化碳，所以除了可以提供水以外，还可以提供一定量的矿物质。

饮用纯净水是以符合生活饮用水卫生标准的水为水源，去除其中的矿物质、有机成分、有害物质及微生物等加工制成的水，只能提供水分。

矿物质水是指纯净水经添加矿物质类食品添加剂或天然矿物质提取液后制成的饮用水，添加的主要成分一般为硫酸镁和氯化钾。因此，矿物质水在提供镁、钾等矿物质的同时，也额外添加了硫酸根离子和氯离子，呈弱酸性，对保持酸碱平衡无益。

6. 茶饮料

用水浸泡茶叶，经抽提、过滤、澄清等工艺制成的茶汁或在茶汁中加入水、糖液、酸味剂、食用香精、果汁或植（谷）物抽提液等调制加工而成的制品。

茶饮料中的主要营养成分是茶多酚，维生素 C、B 族维生素的含量较低，而添加的精制白糖、香精、山梨酸等并不算是营养成分。因此茶饮料比现沏茶的营养价值要低得多，一般只作为补充水分用。

7. 特殊用途饮料

通过提高饮料中天然营养素的成分和含量，以适应某些特殊人群营养需要的制品。包括运动饮料、营养素饮料等。

运动饮料主要是添加了钾、钠、镁等成分，与人体体液成分相似，它可以迅速补充人体由于运动出汗而消耗的水分和盐分。有些饮料还添加了葡萄糖，可以较快地补充运动所需能量。

营养素饮料一般都是在水中添加了维生素、牛磺酸、葡萄糖、矿物质、酸味剂和赖氨酸等成分。

第七节　新资源食品

一、藻类的营养与保健功能

藻类是一类单细胞或多细胞蛋白。单细胞藻类生长迅速，产量高，且能净化环境，是一种很有前途和广泛用途的蛋白质饲料资源。作为蛋白来源的藻类主要有小球藻、盐藻和大螺旋藻。

1. 藻类的营养成分

藻类粉的蛋白质含量很高，氨基酸结构良好，并含有丰富的叶绿素，营养价值近似于肉粉。每 1kg 螺旋藻中含 β-胡萝卜素 1700mg、维生素 B_{12} 1.6mg、泛酸钙 11mg、叶酸 0.5mg、肌醇 350mg、烟酸 118mg、维生素 B_6 3mg、维生素 B_2 40mg、维生素 B_1 55mg、维生素 E 190mg、钙 1050～4000mg、磷 7617～8940mg、钾 13305～15400mg。此外，藻类还含有多种生物活性物质。

2．藻类的保健作用

研究证明，螺旋藻具有较好的保健作用，可以降低血液中乳酸和尿素的水平，提高肌肉和肝脏中糖原的含量，还能抑制肿瘤生长、提高免疫力、发挥抗氧化作用，并具有抗疲劳和耐缺氧等作用。

二、昆虫食品的营养与保健功能

昆虫食品最大的特点是富有营养价值和保健价值，药食两用。

1．昆虫的营养价值

昆虫体内富含大量的氨基酸、蛋白质、微量元素及维生素等，具低脂肪、低胆固醇等特点，其营养成分与人体所需营养成分比例极为相似，容易被人体吸收和利用。

开发利用昆虫资源已愈来愈引起人们的关注，据专家们预测，到 21 世纪，昆虫将成为仅次于微生物和细胞生物的第三大类蛋白质来源。

据报道，昆虫虫体粗蛋白含量多在 50％～70％之间，远大于猪肉等食品，例如蟋蟀为 75％、飞蝗为 71％、蚂蚁为 60％等。蝗虫体内除含有丰富的蛋白质、氨基酸外，还含有人体必需的多种生物活性物质，如 ATP、辅酶 Q 及壳多糖（几丁质）等，具有降压、减肥、降低胆固醇等作用。

2．昆虫的药用价值与保健功能

以虫类作为天然药物已有 2000 多年历史，我国《本草纲目》就记载了 88 种。现代药理研究证实，虫类普遍具有抗凝血、溶解血栓、改善微循环的作用。中国传统医学认为昆虫类药物大多具有活血化瘀、散结消肿以及补气止痛的功能。目前，常用虫类药物有蚂蚁、蜜蜂、蝎子、紫胶虫、白蜡虫、蜘蛛、蚕蛹等。

一向被人类视为害虫的红蚂蚁所含蛋白质高于大豆 8 倍，含锌量居药品之首，食用后有明显的强身健骨、增强免疫力作用。蚂蚁能分泌可调节人体免疫功能的草体蚁醛，蚂蚁的醇提取液具有镇静、消炎、护肝、平喘等作用。

我国最著名的冬虫夏草，产量居世界第一，是国际上著名的珍贵药品；柞蚕蛹虫的培育已列为国家专利；土鳖虫治瘀血肿痛、蠊治烧伤；僵蚕治惊厥；蟋蟀中的蟋蟀退热素能扩张血管、降低血压并利尿；蝉体内的抗破伤风毒素具有抗破伤风的作用；蜂尸可降血脂和抗菌，可制成防治流感、胃溃疡、口腔疾病及各种慢性炎症的药物，目前已成为国际市场上的畅销货。

三、单细胞蛋白的营养与保健功能

单细胞蛋白是微生物蛋白、菌体蛋白的统称。

单细胞蛋白所含的营养物质极为丰富。其中，蛋白质含量高达 40％～80％，比大豆高 10％～20％，比肉、鱼、奶酪高 20％以上；氨基酸的组成较为齐全，含有人体必需的 8 种氨基酸，尤其是谷物中含量较少的赖氨酸。一般成年人每天食用 10～15g 干酵母，就能满足对氨基酸的需要量。

单细胞蛋白中还含有多种维生素、碳水化合物、脂类、矿物质，以及丰富的酶类和生物活性物质，如辅酶 A、辅酶 Q、谷胱甘肽、麦角固醇等。

单细胞蛋白不仅能制成"人造肉"，供人们直接食用，还常作为食品添加剂，用以补充蛋白质或维生素、矿物质等。由于某些单细胞蛋白具有抗氧化能力，使食物不容易变质，因而常用于婴儿粉及汤料、佐料中。干酵母的含热量低，常作为减肥食品的添加剂。此外，单细胞蛋白还能提高食品的某些物理性能，如意大利烘饼中加入活性酵母，可以提高饼的延薄性能。酵母的浓缩蛋白具有显著的鲜味，已广泛用作食品的增鲜剂。单细胞蛋白作为饲料蛋白，也在世界范围内得到了广泛应用。

但是，单细胞蛋白的核酸含量较高，在 4％～18％，食用过多可能会引起痛风等疾病。此外，单细胞蛋白作为一种食物，人们在习惯上一时也难以接受。但经过微生物学家的努力，这些问题将会得到圆满解决。

复 习 题

1. 我国的食物按照营养价值是如何进行分类的？
2. 试述大豆的营养价值与保健功能。
3. 什么是新资源食品，开发新资源食品有什么意义？
4. 食物中的营养素含量是判断其营养价值的唯一标准吗？
5. 为什么说"五谷为养"？谷类在膳食中有什么意义？
6. 生大豆加工成熟制品后，营养价值上有什么变化？
7. 为什么说经常食用坚果类有养生作用，过量则容易导致肥胖？
8. 蔬菜和水果的营养价值有哪些异同？
9. 为什么儿童、青少年要适当摄入肉类，不宜完全素食也不能养成肉食为主的饮食习惯？
10. 为什么说适当地"多吃鱼，少吃肉"对健康更有益？
11. 为什么营养学家推荐儿童少年要"早一杯、晚一杯"地喝牛奶？
12. 为什么不能仅吃精制主食，还要多吃粗粮？
13. 为什么要提倡把薯类作为主食的补充？
14. 深绿色蔬菜有哪些营养意义？

第四章　食品的营养强化

第一节　食品营养强化的概念及要求

一、食品营养强化的概念

人类对营养的需要是多种多样的，而目前没有一种食品能满足人体对各种营养素的需要，此外食品在加工过程中，还会对某些营养素造成一定程度上的损失，所以需对食品进行营养强化。所谓营养强化，是指调整食品的营养素结构和水平，以提高食品营养价值或满足不同人群营养需求的食品深加工过程；经过强化处理的食品叫强化食品；所添加的营养成分叫营养强化剂。

（一）营养强化的目的与分类

1. 目的

① 弥补天然食品的营养不足。向食品中添加天然含量不足的营养素，弥补某些天然食物的营养缺陷。

② 补充食品在加工、储存等过程中营养素的损失。

③ 预防地方性营养素缺乏症。针对地方性营养缺乏症进行食品强化，增补所缺少的营养素。

④ 满足特殊人群的营养需要。

2. 分类

（1）营养素的强化　向食品中添加原本不足的营养素，如向谷类食品中添加赖氨酸等。

（2）营养素的恢复　补充食品加工中损失的营养素，如向精磨的小麦面粉中补充添加 B 族维生素。

（3）营养素的标准化　按照食品标准中所规定的水平添加营养素，使一种食品尽可能全面地满足各种营养素的需要，如婴幼儿配方奶粉、宇航食品等。

（4）维生素的强化　向原来不含某种维生素的食品中添加该维生素，如对工作压力大的极地探险人员的食品中添加维生素 C 等。

食品营养强化也包括用于营养强化的天然食品及其制品。

我国规定用于食品营养强化的品种、使用范围和使用量见 GB 14880—94。

（二）食品营养强化发展简况及我国食品营养强化的现状

1. 食品营养强化发展简况

食品的营养强化大概始于 1883 年，1900 年食盐加碘在欧洲实现。随后世界各国陆续出现了强化维生素 A 的人造黄油、强化维生素 D 的鲜牛奶等。但是，食品的营养强化真正得到应用是在第二次世界大战之前，是由美国提出的一个强化面粉的标准开始的，并对食品强化进行了定义，对强化的范围做了明确的规定。此后，各国对其他谷类食品的强化也逐步兴起。时至今日，美国的早餐谷类食品基本上都得到了强化。

在某些食品中强化人体所必需的营养素既能提高食品的营养价值，又能增强机体对营养素的生物利用率，是改善人民营养状况的有效途径。

我国 1998 年明确规定，可作为强化的营养素有 31 种（共 97 种化合物），其中氨基酸及含氮化合物 2 种、维生素 17 种、微量元素 10 种以及 2 种脂肪酸。近年来，我国强化食品发展迅速，既有添加维生素 A、维生素 B_1、维生素 B_2、维生素 C、维生素 D、钙、磷、铁等强化剂的强化食品，也有添加蛋白质如赖氨酸、蛋氨酸等的强化食品。

随着我国经济的快速发展，强化食品的品种也在逐渐增多，如牛奶、代乳粉、饼干、饮料、面包、挂面、食盐、果酱等。为了加强管理，1986 年 11 月 14 日卫生部首次公布了《食品营养强化剂使用卫生试行标准》和《食品营养强化剂卫生管理办法》。1993 年卫生部对原有的试行标准进行了修改，并于 1994 年 6 月 8 日发布并实施《食品营养强化剂使用卫生标准》（GB 14880—94）。

2. 我国食品营养强化的现状

目前，我国已经实施了六个公众营养改善项目，包括食用盐加碘、营养强化面粉、铁强化酱油、营养强化大米、维生素 A 营养强化食用油、食物加益生元。食用盐加碘 1993 年启动，现在推广得最好，除强化碘外，还有强化钙、硒等的食盐。

尽管国家对强化食品进行了大力宣传和引导，但强化食品在市场上却并不受消费者的欢迎。制约强化食品发展的主要原因如下：

（1）营养强化食品品种少且价格高　如铁强化酱油的种类本就少得可怜，价格又高，而公众又搞不懂普通酱油和强化酱油的区别，所以销量很少，根本比不上普通酱油。营养强化面粉就更不用说了，价格高，很少有人问津。

（2）消费者对营养强化食品认知不够　国家公众营养与发展中心的工作人员分析，消费者对营养强化食品的认知不够与市场宣传力度不充分有关系。绝大多数消费者都知道强化盐是强化食品，而对于面粉、大米、酱油和食用油等，却不是很了解。

（3）强制性营养强化食品标准缺失　尽管营养强化食品有了或即将出台一些国家标准，但这些标准多是推荐性的，例如即将出台的国家营养强化面粉标准。由于国家标准缺失，市场监管缺乏统一的依据，给监管工作带来了很大不便。

二、食品营养强化的意义

1. 弥补天然食物的营养缺陷

自然界中根本不存在营养全面而完善的食品，天然食品总存在这样或那样的营养缺陷。为此，应根据不同人群的营养需要，向天然食品中额外加入适宜种类和剂量的营养素，以弥补天然食品的缺陷，减少营养缺乏病及其并发症的发生，达到增强人民的体质、提高健康水平的目的。

此外，由于饮食习惯和地域条件的差异，人们对营养素的需求也各不相同。例如以米、面为主食的地区，容易缺乏多种维生素，且蛋白质特别是优质蛋白质的摄入量不足；寒冷地带缺少蔬菜，很可能出现维生素 C 的缺乏；对于不同的地域环境，有的地方缺锌，有的地方缺硒等。所以，食品的营养强化必须结合当地的营养调查，有针对性地补充缺乏的营养素，防止盲目滥补。

2. 补充食品在加工、储存等过程中营养素的损失

食品在加工和储藏过程中时常伴随着营养素的损失。例如，小麦和稻米经过碾磨会失去大部分维生素 B_1；牛奶制成奶粉、果蔬制成罐头食品等，会损失很多水溶性和热敏性维生素。此外，大部分食品在销售前的运输和储存过程中，各种营养素尤其是维生素都难免有一定的损失。为了弥补这些损失，就有必要在食品中适当添加一些营养素。

3. 适应不同人群生理及职业的需要

不同的年龄、性别、职业、健康状况等，会影响人们对营养的需求，为了满足不同人群的营养需要，需有针对性地对食品进行营养强化。例如，婴幼儿配方奶粉就是按照母乳化的原则向牛乳中添加婴幼儿生长发育所必需的营养素调制而成，既营养全面，又种类繁多，可分别适合 3 个月婴儿、6 个月婴儿、1 岁以上 3 岁以下幼儿。高温作业的人需要补充适量的维生素 A、维生素 B_2 等。白领等工作压力大的人群，需要补充适量的维生素 C。

4. 简化膳食处理、方便摄食

为了满足机体的营养需要，我们必须吃各种各样的食物，除了亲自烹调的麻烦外，还存在当地食物资源的限制，这为营养强化食品的产生提供了必然性。食品经强化处理后，食用较少种类甚至一种食品就可获得全面的营养，一举多得。如婴幼儿只需食用一种专用配方乳粉即可获得全面的营养，大大简化了食谱和制作。又如老年人，随着年龄的增长，各种器官功能减退，尤其是消化代谢功能，还有各种非传染性疾病，如心脑血管疾病、糖尿病、癌症等发病率也明显提高，这就对老年人的饮食提出了一定的要求。比如，老年人可多吃富含钙的食品，能避免骨质疏松；多吃富含膳食纤维的食品等，能预防便秘等。目前，市场上有针对老年人的营养强化食品，非常方便。

另外，某些特殊职业的人群食用强化食品，对膳食的简化更具有重要意义。如军队和地质工作人员所食用的强化压缩干燥的食品，营养全面、体积小、质量轻、食用很方便。

食品的营养强化是提高膳食营养质量、改善人们营养状况的有效途径，在预防营养缺乏症、满足特殊人群的营养需要、提高食品的感官质量等方面具有积极的意义。

三、食品营养强化的要求

食品的营养强化有许多优点，但不是随便添加各种营养素，也不是添加得越多越好，通常在进行食品的营养强化时，应注意以下各点：

1. 有明确的针对性

强化食品添加营养素应具有针对性和地区性。进行食品营养强化前必须对本国或本地区的食物种类及人们的营养状况做全面、细致的调查研究，分析缺什么营养素，然后选择需要强化的食品，以及强化剂的种类和数量。例如，我国南方地区的人们以大米为主食，而且多吃精米，这样容易缺乏维生素，致使脚气病流行，所以就可以对精米进行维生素强化。再如人工喂养的婴儿，理想的食物是牛奶，但牛奶中维生素 A、维生素 D 不足，可以选用强化维生素 A、维生素 D 的牛奶或奶粉，能有效增强宝宝的抗病力，还能预防佝偻病的发生。一般，被强化的食品应是人们大量消费的食品。

2. 符合营养学原理

食品强化要符合营养学原理，强化剂量要适当，应不至于破坏机体营养平衡，更不至于因摄取过量而引起中毒。一般强化量以人体每日推荐膳食供给量的 $1/2 \sim 1/3$ 为宜。

人体所需要的各种营养素之间有一定的比例关系，即它们之间有一个平衡。这就要求食品中各种营养素之间也有这样一个平衡。食品营养强化的目的就是改变天然食物中各种营养素的不平衡关系，适应人体需要。如果不顾这个平衡，一味地往食品中添加过多某种缺乏的营养素，就会造成一个新的不平衡，有害无利。

食物中各种营养素之间有着十分复杂的关系，如铁的摄入量过多会加快维生素 E 的氧化；过多钙的摄入会影响锌的吸收；维生素 A、维生素 D 食用过量，可引起毒性反应等。

3. 稳定性高

营养强化剂在食品加工、保存等过程中，应不易分解、破坏或转变成其他物质，有较好的稳定性。经强化的食品应能在一定时期内保持有效作用。

食品营养强化剂如各种维生素、氨基酸等，通常易受光、热、氧的作用而被破坏。在强化过程中，除了适当增加强化剂的剂量之外，更主要的是应致力于提高它们的稳定性。通常有以下几种方法：

(1) 改变强化剂的结构　如维生素容易被破坏损失，一个提高它们稳定性的方法就是用对应的盐类进行强化。

(2) 添加稳定剂　如维生素 C 容易被氧化，在空气中就极容易被破坏。在使用过程中可以适当用一些抗氧化剂，或者用它的螯合剂。

(3) 改进加工工艺　要提高强化剂的稳定性，以改进加工工艺为最好。如生产乳制品时可以尽可能采用高温瞬时灭菌，就会大大减轻各种营养素的损失等。不过，改进工艺目前还有一定的局限。

(4) 改善包装、储存条件　维生素和其他营养素易受光、热、氧气的影响，一般温度越高，维生素等营养素损失越多。通过改进包装方法，如采用真空包装进行隔氧储存，或降低储藏温度，都可以有效减少维生素的损失。

4. 易被机体吸收利用

选择营养强化剂应尽量选择那些易被人体消化吸收的强化剂。例如，我国人民普遍缺钙，可作为钙强化剂的物质有很多，如氯化钙、碳酸钙、硫酸钙、乳酸钙等，但人体对乳酸钙的吸收最好，因此在进行钙强化时就选择乳酸钙；铁强化剂的品种也很多，但是不同的铁强化剂吸收程度不一样，通常以硫酸亚铁为参照物，其他铁强化剂与之比较，以确定它们的相对生物有效性。各种铁强化剂的相对生物有效性见表 4-1。

表 4-1　铁强化剂的生物有效性

名　称	相对生物有效性	名　称	相对生物有效性
硫酸亚铁	100	焦磷酸铁	45
枸橼酸铁铵	107	还原铁	37
硫酸铁铵	99	氧化铁	4
葡萄糖酸亚铁	97	碳酸亚铁	2
枸橼酸铁	73		

5. 保证安全、卫生

营养强化剂应符合相应的卫生标准和质量规格标准，不能滥用。

一般地，人们比较注意营养素不足时的危害，对营养素摄入过多而引起的危害重视不够。例如水溶性维生素，吸收过多时可以由尿排出，但是脂溶性维生素就不行，吸收过多就会在体内累积，甚至引起机体中毒。因此使用营养强化剂时，既要选择合适的种类，又要注意不能过量使用。

6. 不影响食品原有的色、香、味等感官形状

食品一般都有自己的色、香、味，使用营养强化剂时应以不损害食品原有的色、香、味为原则，以免消费者不能接受。例如，铁强化剂色黑、维生素 C 味酸、鱼肝油味腥，进行营养强化时一旦应用不当，就会破坏食品的色、香、味，甚至使消费者无法接受，起不到营养强化的作用。

7. 不宜过多提高食品价格

价格过高，消费者不认可、不购买，也达不到营养强化的效果。

第二节　食品营养强化剂

一、食品营养强化剂的种类

食品营养强化剂是指为了增强食品营养成分而向食品中加入的天然或者人工合成的属于天然营养素范围的食品添加剂。

我国允许使用的营养强化剂品种有 100 多种，主要有维生素类、无机盐类、氨基酸及含氮化合物类。

（一）维生素类强化剂

维生素是一类具有调节人体新陈代谢、维持机体生命和健康必不可少的营养素，不能或几乎不能在人体内合成，必须从外界不断摄食。当膳食中长期缺乏某种维生素时，就会引起代谢失调、生长停滞，甚至进入病理状态。因此，维生素在人体营养上具有重大意义。而维生素强化剂在食品强化中亦占有重要地位。

（1）维生素 A　维生素 A 又名视黄醇，在空气中不稳定，易被氧、紫外线所破坏，对热、碱比较稳定，在酸性条件下易被破坏。维生素 A 的纯品很少作食品添加剂使用，一般使用维生素 A 油和鱼肝油，用于强化乳制品、人造奶油、面包、饼干等食品。尽管维生素 A 的毒性较低，但如长期、大量、连续使用仍会引起中毒。

（2）维生素 D　维生素 D 又名抗佝偻病维生素，鱼肝油、蛋黄、黄油、牛奶等食物中含量丰富。通常与维生素 A 并用，一般用于强化人造奶油、奶粉、火腿、灌肠、乳饮料等。若大量连续摄取可引起食欲不振、呕吐、腹泻以及高血钙等症状。

（3）维生素 C　维生素 C 又名抗坏血酸，在酸性条件下稳定，但对热、碱、氧都不稳定，与铜、铁等接触时破坏更快，是所有维生素中最不稳定的一种。用于食品强化的有 L-抗坏血酸、L-抗坏血酸钠、抗坏血酸棕榈酸酯和维生素 C 磷酸酯镁等。其中，维生素 C 磷酸酯镁（钙）比较稳定，多用它强化果汁饮料、果泥、固体饮料等食品。

（4）维生素 B_1　维生素 B_1 也称硫胺素，在酸性条件下极稳定，在碱性情况下则极易受破坏（即使在室温下也不能幸免）。用于食品强化的主要是硫胺素盐酸盐、硫胺素硝酸盐。维生素 B_1 有一种特殊的香味，还可增进食品的风味。

制作面包、饼干时可在和面时加入，使之分散均匀，用量为 $5\sim6mg/kg$；用于酱类时可在制曲米时添加或混在盐中加入，也可溶于菌种水中加入；此外，还可用于强化大米、面粉、面条、乳制品、人造奶油、糕点、清凉饮料、果酱以及豆腐等。

（5）维生素 B_2　维生素 B_2 又名核黄素，对酸和热比较稳定，在碱性条件中易受破坏，对紫外线特别敏感，极易被破坏。在大多数情况下与维生素 B_1 同时使用。常用于强化精制米面、奶油、花生酱、巧克力等食品。

此外，维生素 B_5 可用于奶粉等进行强化。维生素 B_6 和维生素 B_{12} 也常用于食品的强化。

（二）矿物质类强化剂

矿物质是构成人体组织和维持机体正常生理活动所必需的成分，不能在机体内合成，且每天都有一定量排出，所以需从膳食中摄取。

矿物质在食物中分布很广，一般都能满足机体需要，只有钙、铁和碘等比较容易缺乏。无论是婴幼儿和青少年，还是孕妇和乳母，钙和铁的缺乏都比较常见。碘和硒的缺乏多和环境条件有关，不能经常吃到海产品的山区人民，比较容易缺碘。近年来，人们认为锌、钾、镁、铜、锰等矿物质也有强化的必要。

1. 钙强化剂

钙是人体含量最多、最普遍缺乏的矿物质。在选择钙强化剂时，必须充分考虑钙的含量、溶解度、吸收率、口感以及产品的类型、消费对象等诸多因素，才能达到补钙的目的。

用于食品强化的钙盐品种很多，大致可划分为三类：

第一类主要是指碳酸钙、多羟基磷酸钙、氧化钙、氢氧化钙等无机钙盐，有溶解度较差、不易吸收的缺点。碳酸钙因具安全、有效、价廉的优点，在这类钙剂中使用最为广泛。代表产品有钙片等。

第二类主要是指乳酸钙、醋酸钙、葡萄糖酸钙、马来酸钙、枸橼酸钙等有机钙盐，溶解性比第一类产品好，但因含钙量低，使用较为不便。代表产品有枸橼酸钙、佳加钙等。

第三类主要是指 L-苏糖酸钙、L-天冬氨酸钙以及甘氨酸钙等具有生物活性结构的有机酸钙源，吸收率和利用率都比较高，可以有效弥补钙含量低的不足，副作用也比较小，目前还没有得到广泛的推广和应用。

钙强化剂不一定非要具有可溶性（尽管易溶于水有利吸收），但必须呈较细的颗粒，而且在添加时还要注意维持适当的钙、磷比例。植物性食物中植酸的含量高，可影响钙的吸收，而维生素 D 对钙的吸收有促进作用。

国际上允许使用的钙营养强化剂有 40 多种。我国列入使用卫生标准的钙营养强化剂也有 11 种，如碳酸钙、天冬氨酸钙、醋酸钙、甘氨酸钙、枸橼酸钙、磷酸氢钙、乳酸钙、苏糖酸钙、葡萄糖酸钙等。实际应用的还应包括蛋壳钙粉、天然骨粉以及酪蛋白钙肽等钙源。

2. 铁强化剂

铁是人体需要量最大又最易缺乏的一种微量元素，是构成血液不可缺少的重要成分，许多生命活动都离不开铁。铁营养强化剂质量的优劣一般从两个方面进行衡量，一是生物利用率的高低，二是添加后能否改变食物的颜色和味道。

铁营养强化剂主要有无机铁和有机铁两种，按在人体的存在形式可分为血红素铁和非血红素铁两大类。

无机铁有硫酸亚铁、碳酸亚铁、氯化亚铁、磷酸铁钠、焦磷酸铁、焦磷酸亚铁、焦磷酸铁钠、氨基磷酸铁等，其中磷酸铁、焦磷酸铁、氨基磷酸铁几乎不会引起强化食品色、味等感官的改变，被广泛应用于奶粉、面粉及其制品、食盐中，但在胃酸中的溶解度不恒定，随着加工方式的不同往往吸收率很不稳定。

有机铁是一类小分子有机酸铁盐络合物，如乳酸亚铁、葡萄糖酸亚铁、琥珀酸亚铁、枸橼酸亚铁、枸橼酸亚铁钠、抗坏血酸亚铁、L-乳酸亚铁、醋酸亚铁、甘氨酸亚铁、乙二胺四乙酸铁钠等，溶解性较好。目前国内应用较多的是乳酸亚铁，但其质量大多很不稳定，颜色和腥味都较重。因此，有关研究机构开发了乳酸亚铁的酸性盐和L-乳酸亚铁，使品性有了改善。我国目前正在推广乙二胺四乙酸铁钠（FeNaEDTA）强化的铁酱油，改善我国居民的铁营养状况。

一般来说，二价铁较三价铁更有利于人体吸收，且亚铁盐类性质不稳定，生产和储存都很困难，容易引起食品变色和产生铁腥味；有机铁比无机铁对肠胃刺激性小且易于吸收，血红素铁较非血红素铁易于吸收等。

3. 锌强化剂

锌强化剂被用作预防营养性锌缺乏症已有 50 余年的历史，最早使用的是硫酸锌、氯化锌等无机锌，但对肠胃有刺激性，且生物学效价低，因此使用逐渐减少。近年来，国内外开发了许多有机锌剂。

国际上允许使用的锌强化剂有 10 多种。我国经允许使用的锌营养强化剂有 8 种，分别是氯化锌、硫酸锌、氧化锌、葡萄糖酸锌、乳酸锌、乙酸锌、枸橼酸锌和甘氨酸锌。其中，无机锌 3 种，有机锌 5 种。

目前常用锌强化剂有葡萄糖酸锌、醋酸锌、乳酸锌、硫酸锌、氯化锌，主要用于谷粉、奶粉、食盐、固体饮料的强化，用量为 20～1000mg/kg。

4. 碘强化剂

碘强化剂主要用于食盐的强化，摄入碘盐是防治碘缺乏症最有效的措施。常用的碘强化剂是碘化钾和碘酸钾。其中碘化钾溶解度很大，使用方便，含碘量高，但很不稳定，容易损失。碘酸钾溶解度较低，但非常稳定，不易从碘盐里丢失。

我国政府明确规定以食盐加碘为主、碘油为辅的综合防治措施来消除碘缺乏病，且食盐中强化碘量要控制在二万分之一至五万分之一之间。

5. 硒强化剂

过去硒强化剂主要是以亚硒酸钠为代表的无机硒盐，能溶于水，性质也比较稳定，但是毒性较大。而有机硒毒性小、活性高，能更有效地在体内同化，目前主要有富硒酵母和硒化卡拉胶。其中富硒酵母营养价值高，安全无毒且对重金属有显著的拮抗解毒作用，常作为营养强化剂、风味增强剂等用于调味汁、快餐食品、蔬菜制品、海味食品和谷物食品中。此外，我国开发的富硒麦芽，也可加入面包、饼干、糕点及挂面中作强化剂等。

食盐中硒的强化量一般为 3～5mg/kg。

（三）氨基酸及蛋白质类

氨基酸是蛋白质的基本结构单位，也是体内其他胺类的前体物质。氨基酸强化剂一般包括 8 种必需氨基酸及其衍生物；此外，由于赖氨酸在谷物蛋白质和其他植物蛋白质中含量很少，蛋氨酸在大豆、花生和肉类蛋白质中相对偏低，所以赖氨酸和蛋氨酸也是常用的氨基酸强化剂。目前常用的氨基酸强化剂有 α-赖氨酸、谷氨酸、L-色氨酸、L-天冬氨酸、L-缬氨酸、α-异亮氨酸等。其中以 α-赖氨酸强化最为常见，主要对面包、饼干、面条所用的面粉进行营养强化，用量为 1～2g/kg。

在以谷类为主食的国家中，谷类食物蛋白质的数量和质量均不能满足人体需求，所以需要进行蛋白质强化。研究表明，以天然蛋白质或加工后的蛋白质作为强化剂添加到食品中，效果明显比添加氨基酸好。目前，各国均首选大豆蛋白、棉子蛋白作为蛋白质强化剂，其次为酵母、乳清、脱脂奶粉、鱼粉等。

二、食品营养强化剂的管理与使用

食品营养强化剂的管理和使用需遵守《中华人民共和国食品卫生法（试行）》（1986 年）、《食品营养强化剂卫生管理办法》及《食品营养强化剂使用卫生标准（GB 14880—94）》（1994 年）。

《食品营养强化剂使用卫生标准》规定：

① 生产列入本标准中并且有国家、行业质量标准的品种，必须取得由国务院主管部门会同卫生部审查颁发定点生产许可证或由省、自治区、直辖市主管部门会同同级卫生部门审查，颁发生产许可证（或临时生产许可证），方可生产。

② 使用食品营养强化剂必须符合本标准中规定的品种、范围和使用量。

③ 凡列入本标准的品种，在国家未颁发质量标准前，可制定地方或企业质量标准。

生产有地方或企业质量标准的食品营养强化剂，厂家必须提出申请，经该省、自治区、直辖市行政主管部门会同同级卫生行政部门审查颁发生产许可证或临时生产许可证，未经批准的单位不得生产食品营养强化剂。

④ 生产强化食品，必须经省、自治区、直辖市食品卫生监督检验机构批准才能销售，并在该类食品标签上标注强化剂的名称和含量，在保存期内不得低于标志含量（强化剂标志应明确与内容物含量相差不得超过±10％）。

⑤ 使用已强化的食品原料制作食品时，其最终产品的强化剂含量必须符合本标准的要求。

⑥ 生产或使用未列入本标准的品种，或需要扩大使用范围和增加使用量以及生产复合食品营养强化剂时，可经省、自治区、直辖市食品卫生监督部门初审，送卫生部食品卫生监督检验所，组织专家审议通过后，报卫生部批准。

⑦ 进口未列入本标准名单的品种时，进口单位必须将有关资料（包括申请报告、产品品名、纯度、理化性质、质量标准、检验方法、生产工艺、使用范围、使用量、卫生评价及国外卫生当局允许使用的证明）送卫生部食品卫生监督检验所，组织专家审议通过后，报卫生部批准。

进口食品中的营养强化剂必须符合我国规定的使用卫生标准。不符合标准的，需报卫生部批准后方可进口。

第三节　食品营养强化的方法及营养强化食品

一、食品营养强化的方法

食品营养强化的方法有很多，但是不同的食品强化不同的营养素，需要采用正确的添加方法。营养强化的方法有以下几种：

1. 在食品原料中添加

如面粉营养强化，是先在少量面粉中添加维生素 A、维生素 B_1、维生素 B_2 等人体所需的微量元素，再与整个面粉混合。如大米强化维生素 B_1，是先将维生素 B_1 溶液喷洒在大米表面等。

2. 在加工过程中添加

如在制作面包、饼干时添加营养素，制成维生素面包、高钙饼干、赖氨酸面包等；用维生素 A、维生素 D 强化食用油、牛奶等；用维生素 C 强化果汁；用铁强化酱油等。

3. 在成品中添加

如我国普及的碘盐，就是将碘酸钾喷洒到食盐表面；强化奶粉，可以在成品中最后混入。

4. 物理化学强化法

物理化学强化法就是将食品中的某种物质经理化处理转化成所需营养素的方法。例如将牛奶经紫外线照射使维生素 D 含量增加等。

5. 生化强化法

生化强化法是利用生物作用使食品中的物质转化成人体所需营养素的方法。例如，大豆发酵以后会产生一定量的维生素；牛奶经乳酸菌作用后会生成富含 B 族维生素的酸奶。

二、营养强化食品

为保持食品原有的营养成分，或者为了补充食品中所缺乏的营养素，向食品中添加一定量的食品营养强化剂，以提高其营养价值，这样的食品称为营养强化食品。

强化食品的种类很多，按使用对象不同可分为普通食品、儿童食品、孕妇或乳母食品、老年人食品、航天食品以及其他各种特殊需要的食品；按食用情况可分为强化主食和强化副食等；按强化剂种类可分为维生素强化食品、矿物质强化食品、氨基酸及蛋白质强化食品等；按富含营养素的天然食物可分为酵母强化食品、脱脂乳粉强化食品、大豆粉强化食品等。

（一）强化谷类

谷粒中营养素的分布很不均匀，在碾磨过程中，特别是在精制时很多营养素易损失，且碾磨愈精，损失愈多。由于谷粒中很多营养素，特别是维生素类，多分布在外层，而人们又多喜爱食用精制米、面，这就容易造成某些营养素的摄食不足，特别是大米，经过淘洗、烹饪做成米饭以后，其水溶性维生素还可进一步损失。因此有必要对谷类食品进行适当的营养强化。

目前，许多国家对面粉、面包、大米等进行营养强化。我国规定在加工面包、饼干的面粉中可强化维生素 B_1 和维生素 B_2，强化量是 $4\sim5mg/kg$；也可在加工面包、饼干的面粉中强化赖氨酸，强化量是 $1\sim2mg/kg$。

（二）强化乳制品

牛乳历来被视为营养丰富的食品，甚至可用来代替母乳喂养婴儿。但是牛乳也存在因营养素不平衡而不能完全满足人体需要的问题。例如牛乳中的维生素 C、维生素 D、烟酸和铁等都明显不足，而且牛乳在加工、储存等过程中还可损失一部分营养素。因此，许多国家在生产乳粉时常常添加维生素 A、维生素 D 和矿物质如铁、锌等。

（三）强化副食品

1. 人造奶油与植物油

目前国外的人造奶油 80% 以上都进行了强化，主要是添加维生素 A 和维生素 D，也有的以 β-胡萝卜素代替部分维生素 A。我国规定每千克人造奶油应强化维生素 A $4000\sim8000\mu g$（$1\mu g$ 维生素 A$=3.33$IU 维生素 A），维生素 D $4000\sim5000$IU。色拉油、芝麻油等食用油主要是强化维生素和矿物质。

2. 果蔬汁及水果罐头

水果和蔬菜主要为人们提供维生素 C，但是它易被破坏、损失，使加工后的成品中维生素 C 的含量大为下降。不少国家在果汁饮料、水果罐头和蔬菜罐头中添加维生素 C 予以强化，强化剂量不等。

我国规定，果汁饮料中维生素 C 的添加量为 $500 \sim 1000mg/kg$，果泥用量加倍；固体饮料为 $3000 \sim 5000mg/kg$，按冲服体积计算加入量。

3. 调味品

许多国家和地区为了预防碘缺乏症都在食盐中强化碘，强化量为 $10 \sim 100mg/kg$。我国规定在地方性甲状腺肿病区强化食盐的碘量为 $20 \sim 50mg/kg$（以碘计）。我国还规定可在食盐中强化铁和锌，强化量均为 $1000mg/kg$（以元素铁和锌计）。

有的国家规定可在酱油中强化钙、铁，在酱油中添加维生素 B_1、维生素 B_2，还有向酱油中添加维生素 A 者。例如我国现在就已经有几十家生产铁强化酱油的企业。

4. 植物油

维生素 A 和维生素 D 属于脂溶性的维生素，因此可在植物油中强化维生素 A 和维生素 D。我国规定可在植物油中强化维生素 A，强化量为 $10000 \sim 15000IU/kg$。

（四）强化军粮

军粮对营养要求高，又是集体膳食，有必要进行营养强化。军粮在强化食品中应用最早也最普遍，尤其是在战时。军粮强化的原则、方法及所使用的强化剂的种类与普通食品基本相同，但在营养上要求更高，另外还要求方便携带、开启和食用，保存期要长等。

（五）混合型强化食品

混合型强化食品是将具有不同营养特点的天然食物混合配制而成的一类强化食品，有利于天然食品营养素的互补。大多是在主食品中混入一定量的其他食品以弥补主食品中营养素的不足。其中主要是补充蛋白质的不足，或增补主食品中的某种限制性氨基酸，或增补维生素、矿物质等。我国在这方面有着悠久的历史。例如东北的"杂合面"和我国某些地区的谷豆混食等都属于这种强化类别。

主要作为增补蛋白质、氨基酸的天然食物有乳粉、鱼粉、大豆蛋白、各种豆类以及可可、芝麻、花生、向日葵等一些副产品。

主要作为维生素增补用的有酵母、胡萝卜以及各种富含维生素的干果等。海带、骨粉等可作为矿物质的增补剂。

（六）其他强化食品

为了防治职业病，对矿工可供应高维生素食品、高蛋白食品；对高寒地区工作人员可供给高热量食品，对从事其他特殊工作的人员以及孕妇、老人甚至长期慢性病患者等均可根据其各自的特点配制各种不同的强化食品。

有的地方缺氟，有的地方缺硒，也可以进行适当的强化。有的国家对饮用水进行强化，例如美国 1950 年已经在若干州实行饮水氟强化，以保护牙齿，强化量为 1mg/L。

复 习 题

1. 什么是食品营养强化？什么是食品营养强化剂？
2. 为什么要进行食品营养强化？
3. 食品营养强化的要求有哪些？
4. 营养强化食品主要有哪些种类？
5. 食品营养强化的方法有哪些？
6. 食品营养强化剂主要有哪些种类？

第五章　膳食指南与公众营养

第一节　合理营养与平衡膳食

一、合理营养与平衡膳食的概念

（一）合理营养

合理营养是指机体科学、合理地摄取、消化、吸收和利用食物中的营养素，以维持生命活动的过程。

合理营养应达到下列基本要求：

① 膳食能满足人体所需的热量和各种营养素，且各种营养素间的比例平衡；

② 通过合理加工烹调，尽可能减少食物中各种营养素的损失，并提高其消化吸收率；

③ 改善食物的感官性状，使其多样化，促进食欲，满足饱腹感；

④ 食物本身安全卫生，有毒有害物质的含量必须符合国家食品卫生标准和有关规定，人食之无害；

⑤ 有合理的膳食制度，三餐定时定量，比例合适。

（二）平衡膳食

人们为了维持生命与健康，保证正常的生活与劳动，每日必须摄取一定数量的食物，以获取能量和各种营养素。但食物所含营养素各不相同，任何一种食物都不能在质和量上满足人类营养的全部需要，必须将食物科学搭配，通过平衡膳食才能使人摄入的各种营养素满足机体需要，促进机体健康。

平衡膳食是指膳食中所含的营养素种类齐全、数量充足、比例适当，且膳食所提供的营养（热量和营养素）和机体所需的营养保持平衡，即人体消耗的营养与从食物获得的营养保持平衡，如热量营养素构成平衡、氨基酸平衡、各种营养素摄入量之间的平衡及酸碱平衡、动物性食物和植物性食物平衡等。

1. 热量营养素构成平衡

一方面产热营养素提供的总热量与机体消耗的能量平衡；另一方面，三种产热营养素的摄入比例适当，其提供的热量分别为：碳水化合物约占 60%～70%、脂肪约占 20％～25％、蛋白质约占 10％～15％，这种情况称为热量营养素构成平衡。热量营养素供给过多，将引起肥胖、高血脂和心脏病；过少，则造成营养不良，还可诱发多种疾病，如贫血、结核、癌症等。

三种热量营养素的比例不平衡，也会影响健康。碳水化合物摄入量过多时，会增加消化系统和肾脏负担，减少摄入其他热量营养素的机会；蛋白质热量提供过多时，则影响蛋白质正常功能发挥，造成蛋白质浪费，影响体内氮平衡；当碳水化合物和脂肪热量供给不足时，就会削弱对蛋白质的保护作用。

2. 必需氨基酸平衡

只有食物所提供的必需氨基酸的比例与人体所需要的比例接近时才能有效地合成人体的组织蛋白。比例越接近，生物价越高，越易被人体消化吸收和利用。除人奶和鸡蛋之外，多数食品都是氨基酸不平衡食品。所以，要提倡食物的合理搭配，纠正氨基酸构成比例的不平衡，提高蛋白质的利用率和营养价值。

3. 各种营养素摄入量间的平衡

根据各营养素之间的关系，保持其相对的平衡。如维生素 B_1、维生素 B_2、烟酸与热量消耗之间的平衡；饱和脂肪酸与多不饱和脂肪酸之间的平衡；矿物质中钙、磷之间，铁、锌之间的平衡等。由于人对各种营养素的需要量因个体特征（年龄、性别、劳动强度、身体状况）的不同而不同，加之各种营养素之间存在着错综复杂的关系，使各种营养素摄入量间的平衡难以把握。

中国营养学会制定了各种营养素的每日供给量。日常膳食只要参照我国推荐的膳食营养素参考摄入量，各营养素摄入量间的平衡基本能达到。

4. 酸碱平衡

正常情况下人的血液偏碱性，pH 值保持在 7.3～7.4 之间。为维持体液的酸碱平衡，应食用适量的酸性食品和碱性食品，防止引起生理上的酸碱失调。酸性食品摄入过多，血液偏酸、颜色加深、黏度增加，严重时会引起酸中毒，同时增加体内钙、镁、钾等离子的消耗，引起缺钙，影响身体健康。

酸性食品有蛋黄、大米、鸡肉、鳗鱼、面粉、鲤鱼、猪肉、牛肉、干鱿鱼、啤酒、花生等。碱性食品有海带、蔬菜、西瓜、萝卜、茶叶、香蕉、草莓、南瓜、四季豆、黄瓜、藕等。

5. 动物性食物和植物性食物平衡（荤素平衡）

植物性食物含脂肪少，含纤维素多，能抑制锌、铁、铜等重要微量元素的吸收。常吃素，会危害儿童发育（特别是脑发育），导致少女月经初潮延迟或闭经；也可祸及老人，引起胆固醇水平过低、易遭受感染与癌症的侵袭。

动物性食物中脂肪含量过高，常吃荤也会影响身体健康。高脂肪与心脏病、高血脂、脑卒中、动脉粥样硬化等密切相关。

所以，一定要维持荤素平衡，一般以脂肪在每日三餐热量中占 25％～30％为宜。

二、合理营养、平衡膳食与健康的关系

（一）合理营养与健康

合理营养是健康的保证。平衡膳食是合理营养的物质基础和唯一途径。平衡膳食不但是要提供足够的热量和所需的各种营养素，以满足人体正常的生理需要，还要保持各种营养素之间的比例平衡和多样化的食物来源，以提高各种营养素的吸收和利用，达到合理营养的目的。

当人们的膳食结构合理、营养达到平衡时，才能满足机体对热量和各种营养素的需要，促进机体的抗病能力，提高工作与劳动效率，预防和治疗某些疾病；当膳食结构不合理，摄入的热量营养素不平衡，就导致营养失调。

（二）营养失调

营养失调包括营养不足、营养缺乏、营养过剩。

1. 营养不足

体内某种营养素含量不足，尚未达到缺乏的程度，可毫无症状或仅有轻微症状，处于亚临床表现状态，此时若能及时发现，及时补充相应的某种营养素，营养不足状态可以得到纠正，防止营养缺乏病的发生。

2. 营养缺乏

由于机体所摄取的某种营养素不能满足机体需要而出现的特有症状与体征，即营养缺乏病（症）。

常见的营养缺乏病有蛋白质-热量营养不良、维生素 A 缺乏症、维生素 D 缺乏症、维生素 B_1 缺乏病、维生素 B_2 缺乏病、烟酸缺乏病、维生素 C 缺乏病及钙、铁、碘缺乏病和其他营养缺乏病等。

导致营养缺乏的主要原因有：

（1）不良的饮食习惯　如不合理的烹调，使营养素大量破坏或丢失，或因偏食、挑食、禁食、忌食等原因，使营养素的摄入量减少，从而造成机体营养素缺乏。

（2）过多食用精制白米、白面　由于粮谷类的过分加工，可使其中的维生素 B_1 损失 90%，维生素 B_2、烟酸和铁损失 70%～85%。

（3）经济原因　在经济落后的国家或地区，人们生活水平低下，副食品摄入较少，单纯或主要以主食提供热量与各种营养素，往往造成营养缺乏病的发生。

此外，机体内外的各种因素也会影响营养素的吸收与利用，如因病理、生理需要量增多而不能及时供应，或因某种原因使营养素在体内过多地破坏和排泄等也能造成营养缺乏病。

3. 营养过多

当摄入的营养素超过机体的需要时，除增加机体代谢负担外，多余的营养素将

储存在体内，导致营养过多症，有的还可引起中毒。例如摄入过多的热量可导致肥胖和一些"富贵病"，摄入过多的维生素 A、维生素 D 可引起中毒等。

此外，暴饮暴食、一次大量食入油腻食物和大量饮酒可使胰腺分泌增加，体内代谢紊乱，胰腺可发生出血、坏死；糖尿病以体内碳水化合物、脂类及蛋白质代谢紊乱为特征；心血管疾病、癌症也与膳食不合理有关。

总之，营养不足会引发营养缺乏病，而过量摄入热量和某些营养素，可导致肥胖、心血管疾病和肿瘤的发生，或发生中毒等。因此，合理营养、平衡膳食是维持人体健康与生存的重要条件。

第二节　中国居民的膳食指南

一、我国居民膳食结构

(一) 膳食结构

膳食结构是指人们消费的食物种类及其数量的相对构成。主要取决于人体对营养的生理需求和当地所提供的食物资源。食品生产者应恰当地将二者结合起来，为人们提供丰富的可供选择的食物。良好的膳食结构通常与良好的健康相联系。按动植物性食物来源，膳食结构可分为三大类型。

1. 动物性食物为主的膳食结构

以欧美等发达国家为代表。此类膳食的优点是膳食质量好，即蛋白质的数量和质量好，某些矿物质和维生素，如钙、维生素 A 等较丰富；但最大的问题是存在着高热量、高脂肪、高蛋白质、低纤维（"三高一低"）的缺陷，易诱发肥胖症、高脂血症、冠心病、糖尿病、脂肪肝等所谓富裕性疾病。

2. 植物性食物为主的膳食结构

以大部分发展中国家的膳食为代表。此类膳食虽然没有欧美发达国家"三高一低"膳食的缺陷，但膳食质量较差，如蛋白质和脂肪的数量均较低，蛋白质质量也较差。某些矿物质和维生素常显不足，易患营养缺乏病。

3. 动植物性食物摄取比较均衡的膳食结构

以日本的膳食为代表。此类膳食既保持了以植物性食物为主的东方人膳食的优点，又避免了西方"三高一低"膳食的缺陷。

(二) 膳食类型

膳食就是人们有规律进食的食物或食品。膳食类型即人们长期经常进食食物的质量、组成及烹调方式的类型。实际生活中，由于地区、民族或个人信仰与生活习惯等的不同，有不同的膳食类型和食物消费。

1. 素膳

主要或完全由植物性食品构成，又分纯素膳和广义素膳。纯素膳是完全不含动物性食品的膳食，如谷类、豆类、果蔬等植物性食品。广义素膳是完全无肉的膳食，可有乳、蛋，能保证机体达到氮平衡。

2. 混合膳食

由植物性食品和动物性食品构成，具有饱腹、易消化和营养全面的特点。人们在进食植物性食品时，除可获得大量维生素、矿物质等营养素外，尚可得到大量食物纤维；摄食动物性食品则可获得大量易消化的营养物质，特别是提供大量的优质蛋白质。因此，混合膳食具有更好的营养作用，在世界上实际应用最广。

3. 平衡膳食

指膳食中所含营养素不仅种类齐全、数量充足，且配比适宜，既能满足机体生理需要，又可避免因营养素比例不当所引起的营养失调。

4. 合成平衡膳食

由纯净的 L-氨基酸、单糖、必需脂肪酸、维生素和矿物质等人工合成的膳食。配比符合平衡膳食要求，容易消化，可被机体全部吸收利用。

（三）我国居民膳食结构现状

目前，我国的膳食结构特点为：以粮谷豆类、蔬菜水果等植物性食物为主，畜禽蛋奶鱼等动物性食品为辅。能量和蛋白质主要来源于植物性食品，特别是谷类，动物性蛋白质所占比重明显低于世界平均水平。

随着我国居民生活水平的日益提高，居民膳食质量有了明显改善。2002 年国民营养与健康状况调查表明：我国城乡居民能量及蛋白质摄入得到基本满足，肉、禽、蛋等动物性食物消费量明显增加，优质蛋白比例上升。城乡居民动物性食物分别由 1992 年的人均每日消费 210g 和 69g 上升到 248g 和 126g。与 1992 年相比，农村居民膳食结构趋向合理，优质蛋白质占蛋白质总量的比例从 17％增加到 31％，脂肪供能比由 19％增加到 28％，碳水化合物供能比由 70％下降到 61％（详见表 5-1、表 5-2）。

然而，部分居民膳食结构和数量还不尽科学合理。当前，我国居民膳食方面存在的主要问题是：

1. 城市居民的畜肉类及油脂过多，谷类食物消费偏低

2002 年，每人每天油脂平均消费量由 1992 年的 37g 增加到 44g，脂肪供能比达到 35％，超过世界卫生组织推荐的 30％的上线；谷类食物供能比仅为 47％，明显低于 55％～65％的合理范围。

2. 城市居民蔬菜的摄入量明显减少

绝大多数居民仍没有形成经常进食水果的习惯，城市居民每人每天蔬菜的摄入量由 1992 年的 319g 降低至 2002 年的 252g；2002 年水果的每日人均摄入量为 45g，虽比 1982 年的 37g 略有增加，但人均每日仍不足 50g。

表 5-1　1982 年、1992 年、2002 年全国城乡居民的食物摄入量　　g/(标准人·日)

项　　　目	城 乡 合 计			城　　市			农　　村		
	1982 年	1992 年	2002 年	1982 年	1992 年	2002 年	1982 年	1992 年	2002 年
米及其制品	217	226.7	239.9	217	223.1	217.8	217	255.8	248.4
面及其制品	189.2	178.7	128.5	218	165.3	132	177	189.1	141
其他谷类	103.5	34.5	23.3	24	17	16.3	137	40.9	25.9
薯类	179.9	86.6	49.5	66	46	31.9	228	108	56.2
干豆类	8.9	3.3	4.2	6.1	2.3	2.6	10.1	4	4.8
豆制品	4.5	7.9	11.8	8.2	11	12.9	2.9	6.2	11.4
深色蔬菜	79.3	102	91.5	68	98.1	88.1	84	107.1	92.8
浅色蔬菜	236.8	208.3	183.7	234	221.2	163.8	238	199.6	191.3
腌菜	14	9.7	10.3	12.1	8	8.4	14.8	10.8	11.0
水果	37.4	49.2	45.7	68.3	80.1	69.3	24.4	32	36.6
坚果	2.2	3.1	3.9	3.5	3.4	5.4	1.7	3	3.3
畜禽类	34.2	58.9	79.5	62	100.5	104.4	22.5	37.6	69.6
乳及其制品	8.1	14.9	26.3	9.9	36.1	65.8	7.3	3.8	11.2
蛋及其制品	7.3	16	23.6	15.5	29.4	33.2	3.8	8.8	19.9
鱼虾类	11.1	27.5	30.1	21.6	44.2	44.9	6.6	19.2	24.4
植物油	12.9	22.4	32.7	21.2	32.4	40.2	9.3	17.1	29.9
动物油	5.3	7.1	8.7	4.6	4.5	3.8	5.6	8.5	10.9
糖、淀粉	5.4	4.7	4.4	10.7	7.7	5.2	3.1	3	12.4
食盐	12.7	13.9	12.0	11.4	13.3	10.9	13.2	13.9	12.4
酱油	14.2	12.6	9.0	32.5	15.9	10.7	6.5	10.6	8.4

表 5-2　1982 年、1992 年、2002 年全国城乡居民平均营养素的摄入量　　/(标准人·日)

项　　　目	城 乡 合 计			城　　市			农　　村		
	1982 年	1992 年	2002 年	1982 年	1992 年	2002 年	1982 年	1992 年	2002 年
能量/kal	2491.3	2328.3	2253.5	2450	2394.6	2137.5	2509	2294	2297.9
蛋白质/g	66.7	58.0	66.1	66.8	75.1	69.1	66.6	64.3	64.9
脂肪/g	48.1	58.3	76.2	68.3	77.7	85.6	39.6	48.3	72.6
膳食纤维/g	8.1	13.3	12.0	6.8	11.6	11.2	8.7	14.1	12.4
视黄醇/μg	53.8	156.5	52.9	103.9	227.0	226.5	32.7	94.2	124.6
维生素 B_1/mg	2.5	1.2	1.0	2.1	1.1	1.0	2.6	1.2	1.0
维生素 B_2/mg	0.9	0.8	0.8	0.8	0.9	0.9	0.9	0.7	0.7
维生素 C/mg	29.4	100.2	89.8	109.0	95.6	83.1	138.0	102.6	92.3
钙/mg	694.5	405.4	390.6	563.0	457.9	439.3	750.0	378.2	371.8
铁/mg	37.3	23.4	23.3	34.2	25.5	23.8	38.6	22.4	23.1
磷/mg	1623.2	1057.8	980.3	1574	1077.4	975.1	1544	1047.6	982.1

3. 城乡居民钙、铁、维生素 A 等普遍摄入不足

如每人每天钙的平均摄入量为 391mg，仅相当于推荐摄入量的 41％。此外，奶类、豆类制品摄入量过低仍是全国普遍存在的问题。

表 5-3 对 1992 年与 2002 年我国城乡居民的膳食结构进行了比较。

表 5-3　1992 年与 2002 年全国城乡居民膳食结构比较

项　目	城乡合计		城　市		农　村	
	1992 年	2002 年	1992 年	2002 年	1992 年	2002 年
谷类食物供能比例/％	66.8	57.0	57.4	47.4	71.7	60.7
动物性食物供能比例/％	9.3	13.7	15.2	19.2	6.2	11.6
脂肪供能比例/％	22	29.8	28.4	35.4	18.6	27.7

专家指出，在摄入食物的数量方面存在的主要问题是，摄入的热量大大超过身体每日所需的热量，多余热量被身体转化为脂肪储存起来，因而超重与肥胖的人数迅速增加。

随着居民生活水平的不断提高，人们对食物多样化、优质化的需求明显增加，对食物的安全性要求不断提高。我们急需加强食物与营养方面的指导工作，促进居民形成良好的饮食习惯。

因此，在研究各营养素的重要作用及其相互影响，食品的加工、烹调等对营养素造成的损失的同时，根据营养学原理和居民实际营养情况，专家们提出了以食品为基础的膳食指南。

二、我国居民的膳食指南

膳食指南又称膳食指导方针或膳食目标，是指一个国家或地区在一定时期内对所有居民或特殊人群的膳食总指导原则，是依据营养学理论，结合社区人群实际情况制定的，用以引导居民合理消费食物、全面摄取营养、促进健康的指导性意见。

（一）中国居民膳食指南

中国营养学会于 1989 年提出的我国膳食指南如下：食物要多样、饥饱要适当、油脂要适量、粗细要搭配、食盐要限量、甜食要少吃、饮酒要节制、三餐要合理。

1997 年中国居民膳食指南专家委员会根据全国营养调查资料、有关研究报告及我国居民膳食结构的变化及居民膳食中存在的缺陷，修订了《中国居民膳食指南》，共有 8 条。

1. 食物多样，以谷类为主

任何一种天然食物都不能提供人体所需全部营养素，膳食必须由多种食物组成，才能满足人体的各种营养需要，达到合理营养、促进健康的目的。因而提倡人们广泛食用多种食物。

多种食物应包括谷类及薯类、动物性食物、豆类及豆制品以及蔬菜水果等。

以谷类为主是为了避免发达国家膳食弊端。另外，还要注意粗细搭配，吃一些粗粮杂粮等。

2. 多吃蔬菜、水果和薯类

蔬菜、水果和薯类能提供丰富的维生素、无机盐和膳食纤维。特别是红、黄、绿等深色蔬菜中维生素含量超过浅色蔬菜，蔬菜、水果是胡萝卜素、维生素 B_2、维生素 C、叶酸、矿物质（钙、磷、钾、镁、铁）、膳食纤维和天然抗氧化物的主要或重要来源。水果中还含有丰富的果酸、果胶等。薯类富膳食纤维、多种维生素和矿物质等。

3. 常吃奶类、豆类或其制品

奶类是天然钙的极好来源，含有丰富的蛋白质；豆类含丰富的优质蛋白质、不饱和脂肪酸、钙及 B 族维生素等，且价廉物美。

4. 经常吃适量鱼、禽、蛋、瘦肉，少吃肥肉和荤油

鱼、禽、蛋、瘦肉等动物性食物是优质蛋白质、脂溶性维生素和矿物质的良好来源。动物性蛋白质的氨基酸组成更适合人体需要，且赖氨酸含量较高，有利于补充植物性蛋白质中赖氨酸的不足。肉类中铁的利用较好，鱼类特别是海产鱼含丰富的不饱和脂肪酸。动物肝脏含维生素 A 极为丰富，还富含维生素 B_{12}、叶酸等。但有些脏器如脑、肾等所含胆固醇相当高，对预防心血管系统疾病不利。

我国相当一部分城市居民和大多数农村居民膳食中动物性食物的摄入量不足，应适当增加摄入；而部分城市居民食用动物性食物过多、谷类和蔬菜不足，这对健康不利。肥肉和荤油为高能量、高脂肪食品，摄入过多往往引起肥胖。

5. 食量与体力活动要平衡，保持适宜体重

进食量和体力活动是控制体重的两个主要因素，如果进食量过大而活动量不足，多余的能量就会在体内以脂肪的形式积存，久之发胖；反之则可由于能量不足引起消瘦，要保持食量与能量消耗之间的平衡。体重过高过低都是不健康的表现，可造成抵抗力下降，易患某些疾病。还要注意三餐合理，早、中、晚食量以 3∶4∶3 为宜。

6. 吃清淡少盐的膳食

我国居民食盐摄入量过多，平均值是世界卫生组织建议值的 2 倍以上。流行病学调查表明，钠的摄入量与高血压发病呈正相关，因而食盐不宜过多。世界卫生组织建议每人每日食盐用量以不超过 6g 为宜，不要太油腻，少吃油炸、烟熏食物。

7. 饮酒应限量

酗酒危害健康，应严禁。成年人可适当饮用一些低度酒。无节制地饮酒，会使食欲下降，致使食物摄入减少而发生多种营养素缺乏，严重时还会造成酒精性肝硬化。过量饮酒会增加患高血压、脑卒中的危险。

8. 饮食要卫生，吃清洁卫生、不变质的食品

在选购食物时应当选择外观良好，清洁卫生，没有变色、变味，并符合食品卫生标准的食物。切记病从口入，严把食物入口关。注意进餐环境、餐具和供餐者的卫生健康状况。集体用餐要提倡分餐制。

新修订的中国膳食指南强调"常吃奶类、豆类或其制品"以弥补膳食钙严重不足的缺陷；提倡居民注重食品卫生，增强自我保护意识；根据孕妇、乳母、婴幼儿等不同人群的特点制定不同人群的膳食指南要点。

（二）我国特定人群膳食指南

① 婴儿。鼓励母乳喂养，母乳喂养4个月后逐步添加辅助食品。

② 幼儿与学龄前儿童。每日饮奶，养成不挑食、不偏食的良好饮食习惯。

③ 学龄儿童。保证吃好早餐，少吃零食，饮用清淡饮料，控制食糖摄入，重视户外活动。

④ 青少年。多吃谷类，提供充足的能量，保证肉、鱼、蛋、奶、豆类和蔬菜的摄入。参加体力活动，避免盲目节食。

⑤ 孕妇。自妊娠4个月起，保证充足的能量。妊娠后期保持体重的正常增长。增加鱼、肉、蛋、奶和海产品的摄入。

⑥ 乳母。保证充足的能量，增加鱼、肉、蛋、奶和海产品的摄入。

⑦ 老年人。食物要粗细搭配，易于消化。积极参加适度体力活动，保持能量平衡。

（三）我国居民平衡膳食宝塔

1. 居民平衡膳食宝塔的构成

为帮助居民把膳食指南的原则具体应用于日常膳食实践，中国居民膳食指南专家委员会针对我国居民膳食的主要缺陷，按平衡膳食的原则，推荐了中国居民各类食物的适宜消费量，并以宝塔形式表示，称"中国居民平衡膳食宝塔"（图5-1）。

平衡膳食宝塔将我们每天应吃的主要食物种类分放在五层中，用宝塔各层的位置和面积不同，反映出各类食物在膳食中的地位和应占的比重。

塔的底层是谷类食物，每人每天应吃300～500g；蔬菜和水果占据第二层，每天应吃400～500g和100～200g；鱼、禽、肉、蛋等动物性食物位于第三层，每天应吃25～200g（鱼虾类50g，畜、禽肉50～100g，蛋类25～50g）；乳类和豆类食物合占第四层，每天应吃乳类及乳制品100g，豆类及豆类制品50g；第五层塔尖是油脂类，每天不超过25g。

宝塔没有建议食糖的摄入量。因为我国居民现在平均吃食糖的量还不多，少吃些或适当多吃些可能对健康的影响不大。但多吃糖有增加龋齿的危险，尤其是儿童、青少年不应吃太多的糖和含糖食品。

宝塔建议的各类食物的摄入量一般是指食物的生重。各类食物的组成是根据全

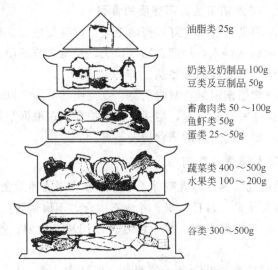

油脂类 25g

奶类及奶制品 100g
豆类及豆制品 50g

畜禽肉类 50～100g
鱼虾类 50g
蛋类 25～50g

蔬菜类 400～500g
水果类 100～200g

谷类 300～500g

图 5-1 中国居民平衡膳食宝塔

国营养调查中居民膳食的实际情况计算的，所以每类食物的质量不是指某一种具体食物的质量。

2. 居民平衡膳食宝塔的使用

（1）确定每个人的食物需要 膳食宝塔建议的每人每日各类食物及其适宜摄入量范围适用于一般健康人，应用时要根据个人年龄、性别、体重、劳动强度、季节等情况予以适当调整。年轻人及劳动强度大的人需要能量高，应适当多吃些主食；年老、活动少的人需要的能量少，可少吃些主食。表 5-4 列出了 3 个能量水平下各类食物的参考摄入量。

表 5-4 不同能量水平下各类食物参考摄入量　　　　　g/d

食 物	低能量（约 1800kcal）	中等能量（约 2400kcal）	高能量（约 2800kcal）
谷类	300	400	500
蔬菜	400	450	500
水果	100	150	200
肉、禽	50	75	100
蛋类	25	40	50
鱼、虾	50	50	50
豆类及豆制品	50	50	50
奶类及奶制品	100	100	100
油脂	25	25	25

从事轻微体力劳动的成年男子如办公室职员等，可参照中等能量（2400kcal）膳食来安排自己的进食量；从事中等强度体力劳动者如钳工、卡车司机和一般农田

劳动者可参照高能量（2800kcal）膳食来安排。女性一般比男性的食量小，因为女性体重较低及身体构成与男性不同。女性需要的能量往往比从事同等劳动的男性低200kcal或更多些。一般说来，人们的进食量可自动调节，当一个人的食欲得到满足时，他对能量的需要也就会得到满足。

平衡膳食宝塔建议的各类食物摄入量是一个平均值和比例。每日膳食中应当包含宝塔中的各类食物，各类食物的比例也应基本与膳食宝塔所示一致。日常生活无须每天都样样照着"宝塔"推荐量吃。例如烧鱼比较麻烦，就不一定每天都吃50g鱼，可以改成每周吃2～3次鱼、每次150～200g，这样做较为切实可行。实际上平日喜吃鱼的多吃些鱼，愿吃鸡的多吃些鸡都无妨碍，重要的是一定要经常遵循宝塔各层各类食物的大体比例来合理安排膳食。

（2）同类互换，调配丰富多彩的膳食　人们吃多种多样的食物不仅是为了获得均衡的营养，也是为了使饮食更加丰富多彩，以满足人们的口感和嗜好。应用平衡膳食宝塔时，应当把营养与美味结合起来，按照同类互换、多种多样的原则调配一日三餐。宝塔中的每一类食物都有许多的品种，虽然每种食物都各不相同，但同一类食物中的各种食物所含营养成分却相似，在膳食中可以互相替换。

同类互换就是以粮换粮、以豆换豆、以肉换肉。例如大米可与面粉或杂粮互换，馒头可以和相应量的面条、烙饼、面包等互换；大豆可与相当量的豆制品或杂豆类互换；猪肉可用牛、羊、鸡等畜禽肉替换；牛奶可与羊奶、酸奶、奶粉或奶酪等互换。见表5-5～表5-8。

表5-5　谷类食物互换表（相当于100g米、面的谷类食物）

食 物 名 称	质量/g	食 物 名 称	质量/g
大米、糯米、小米	100	烧饼	140
富强粉、标准粉	100	烙饼	150
玉米面、玉米糁	100	馒头、花卷	160
挂面	100	窝头	140
面条（切面）	120	鲜玉米（市品）	750～800
面包	120～140	饼干	100

表5-6　豆类食物互换表（相当于40g大豆的豆类食物）

食 物 名 称	质量/g	食 物 名 称	质量/g
大豆（黄豆）	40	豆腐干、熏干、豆腐泡	80
腐竹	35	素肝尖、素鸡、素火腿	80
豆粉	40	素什锦	100
青豆、黑豆	40	北豆腐	120～160
膨胀豆粉（大豆蛋白）	40	南豆腐	200～240
蚕豆（炸、烤）	50	内酯豆腐（盒装）	280
五香豆豉、千张	60	豆奶、酸豆奶	600～640
豌豆、绿豆、芸豆	65	豆浆	640～800

表 5-7　乳类食物互换表（相当于 100g 鲜牛奶的乳类食物）

食 物 名 称	质量/g	食 物 名 称	质量/g
鲜牛奶	100	酸牛奶	100
速溶全脂奶粉	13～15	奶酪	15
速溶脱脂奶粉	13～15	奶片	25
蒸发淡奶	50	乳饮料	300
炼乳（罐头、甜）	40		

表 5-8　肉类食物互换表（相当于 100g 生肉的肉类食物）

食 物 名 称	质量/g	食 物 名 称	质量/g
瘦猪肉	100	酱牛肉干	65
猪肉松	50	牛肉干	45
叉烧肉	80	瘦羊肉	100
香肠	85	酱羊肉	80
大腊肠	160	兔肉	100
蛋清肠	160	鸡肉	100
大肉肠	170	鸡翅	160
小红肠	170	白条鸡	150
小泥肠	180	鸭肉	100
猪排骨	160～170	酱鸭	100
瘦牛肉	100	盐水鸭	110

　　同类食物互换，不仅食物的形态、色泽、口感各异，而且变换烹调方法后，其风味也产生较大改变。例如每日吃 50g 豆类及豆制品，可以全量互换，全换成相当量的豆浆，每天喝豆浆；也可以分量互换，如 1/3 换豆浆、1/3 换腐竹、1/3 换豆腐，如早餐喝豆浆、中餐吃凉拌腐竹、晚餐再喝酸辣豆腐汤等。

　　（3）合理分配三餐食量　我国多数地区居民习惯于一日吃三餐，三餐食物量的分配及间隔时间应与作息时间和劳动状况相匹配。通常上午的学习、工作比较紧张，营养不足会影响学习、工作效率，所以应重视早餐，不能草草应付。早餐除需提供适量优质蛋白质外，还应注意干、稀结合，主、副食搭配。一般早餐所提供的热量约占全日总能量的 30％；午餐是一日中的主餐，应吃好，热量占 40％为宜；晚餐热量约占 30％。特殊情况下，三餐比例可适当调整。

　　（4）因地制宜，充分利用当地资源　我国幅员辽阔，各地的饮食习惯及物产不尽相同，只有因地制宜、充分利用当地资源，才能有效地应用平衡膳食宝塔。例如牧区奶类资源丰富，可适当提高奶类的摄取量；渔区可适当提高鱼及其他水产品的摄取量；农村山区则可利用山羊奶以及花生、瓜子、核桃、榛子等资源。在某些情况下，由于地域或物产所限无法采用同类互换时，也可以暂用豆类来替代乳类、肉类；或用蛋类替代鱼、肉；不得已时也可用花生、瓜子、榛子、核桃等坚果替代肉、鱼、奶等动物性食物。

　　（5）长期坚持平衡膳食　膳食对健康的影响是长期的结果，应用平衡膳食宝塔需要自幼养成习惯，并坚持不懈，只有如此才能充分体现其对健康的重大促进作用。

正确应用平衡膳食宝塔，应以平衡营养为目标，以居民的膳食实践为基础，因地制宜，选择群众喜闻乐见、易于接受的食物和烹调方法，并持之以恒。

三、其他国家的膳食指南

（一）美国的膳食指南

美国在1980年制定了第一版《美国人的膳食指南》（以下简称《指南》），并于1985年和1990年分别进行了修改出版了第二版和第三版。从1990年开始，美国公法规定，农业部和卫生部及人群服务部每5年要联合发表一次《美国人的膳食指南》。1995年正式依法发布了第四版，内容主要有七条：食物多样化；进食量要与体力活动平衡，维持或改善体重；选用含丰富粮谷类、蔬菜和水果的膳食；选用低脂肪、低饱和脂肪酸和低胆固醇的膳食；采用含食糖量有限的膳食；选用含食盐量有限的膳食；假如饮酒，应予节制。

1992年，美国农业部人类营养信息处设计出版了美国的"食物金字塔"，以图解的形式宣传人类膳食指南。塔基表示谷类及其制品的膳食份数，中部为蔬菜、水果、动物性食品的份数，塔尖为油脂、糖的份数，体积和份数由下至上依次减少。金字塔形象地表达了膳食指南的三个关键：多样、平衡和适量。

和以往的版本比较，新《指南》强调体力活动和能量平衡，进一步强调植物性食物。但许多研究表明，该指南总体上看是有缺陷的，该指南提倡多吃含丰富碳水化合物的食物，少吃脂肪和食用油，以减少对饱和脂肪的摄入量，这对人们产生了误导。研究人员发现，大量食用精制碳水化合物食品可能对人体内的葡萄糖和胰岛素产生破坏作用。因此，2000年美国又修订了新的膳食指南，内容如下：

① 保持健康体重。
② 每日有体力活动。
③ 按"金字塔"指南选择食物。
④ 每日选择多种谷类，尤其是全谷物。
⑤ 人为选择多种水果和蔬菜。
⑥ 保证食物安全。
⑦ 选择低饱和脂肪、低胆固醇而总脂肪适度的膳食。
⑧ 选择饮料与食物使糖摄入量适度。
⑨ 选择与制备少盐食物。
⑩ 如饮用酒精饮料，宜适量。

（二）日本的健康饮食生活指南（1993年）

① 食品多样，保持营养平衡。

② 加强活动，热量补充与消耗要均衡，不积食。

③ 注意脂肪的量与质。

④ 少用食盐，每天小于 10g，但也不要毫无理由盲目减盐。

⑤ 充满情趣，快乐用餐，增进家庭欢乐。

（三）其他国家的膳食指南

从 20 世纪 70 年代末起，许多国家都先后由不同部门负责制订了各自的膳食指南，如瑞典国家食物管理局（1981 年）、挪威皇家卫生和社会服务部（1981～1982年）、加拿大国家卫生福利部（1982 年）、新西兰国家咨询委员会（1983 年）、爱尔兰卫生部（1984 年）和联邦德国营养学会（1995 年）等。这些国家的营养问题多与美国类似，其膳食指南也主要是针对慢性病的预防。他们普遍提到限制或减少脂肪能量，减少饱和脂肪酸的摄入，限制食糖、盐，增加膳食纤维和保持适宜体重等方面。除了强调食物多样化以外，瑞典、日本和德国还提到规律进餐、家庭烹饪及愉快的进餐环境。拉丁美洲建议，膳食脂肪不超过能量的 20%～25%。有些发展中国家，如菲律宾、泰国等膳食指南中还包含要吃清洁无污染的食物，以减少胃肠感染、便于营养素充分吸收利用和减少营养不良的发生等。

第三节　特定人群的营养与膳食

一、婴幼儿的营养与膳食

正在生长发育的婴幼儿，各种组织、细胞都在不断增大，除每天摄入一定数量营养素以供给体内热量消耗和组织、细胞修复更新外，还要提供生长发育所需的全部营养素，所以婴幼儿的营养需要比成人要高。但是，婴幼儿的各种生理机能尚未发育成熟，消化吸收功能较差，因而婴幼儿的膳食不同于成人，有一定特殊要求。

1. 婴幼儿的合理营养

（1）能量　婴幼儿生长发育非常旺盛，维持其基础代谢的能量约占到总能量的60%。我国初生至半岁婴儿，每日能量的推荐摄入量（RNI）为 0.4MJ/kg，如果不是母乳喂养，还应在此基础上增加 20%。

（2）蛋白质　婴幼儿的生长发育需要充足的蛋白质。自初生到 1 岁婴儿，每日蛋白质的推荐摄入量为 1.5～3g/kg。因为婴儿的肾脏及消化器官尚未发育完全，过多摄入蛋白质反而会产生负面影响。

（3）糖类　糖类为婴幼儿提供的热量一般应占总热量的 50%。充足的糖类对保证体内蛋白质的供应很重要，但糖类也不能过多，特别是精制糖要摄入适度，否则不仅会影响正常食欲，还容易发生龋齿。

（4）脂肪　脂肪除供给必需脂肪酸外，还能促进脂溶性维生素的吸收。一般认为，婴儿每天需摄入脂肪 4g/kg，约占总热量供给量的 35%。，脂肪供给量要随着婴儿逐渐长大而有所减少，至 6 岁时每日每千克体重需 3g。

人奶提供的热量有 48%～54% 来自脂肪，牛奶为 46%～50%。

（5）矿物质　对婴幼儿特别重要的矿物质有钙、磷、铁、碘和锌。

钙和磷是骨骼、牙齿的基本组成成分，对生长发育特别重要，如长期缺乏足够的钙，可影响婴幼儿的生长发育，并易患佝偻病。磷在一般情况下不易缺乏。新生儿钙的适宜摄入量（AI）为每日 300μg，半岁为 400μg，1～3 岁为 600mg。婴幼儿体钙占体重的 0.8%，到成年为 1.5%，可见在生长期钙存积很多，新生儿储存钙每日可超过 300mg。

母乳的钙磷比例适宜，接近 2：1，所以母乳喂养的婴儿患营养不良与佝偻病者明显少于人工喂养的婴儿。

铁在乳中含量不高，人乳含铁仅为 0.08mg，牛乳为 0.05mg。人乳中铁的吸收率虽然可高达 75%，但仍不能满足婴儿生理需要，所以婴儿自第 4 个月起就应该补充如蛋黄等含铁丰富的食物，半岁后可增加肝泥、菜泥等食品。必须注意的是，7 个月至 2 岁的小儿是最易患营养性贫血的年龄，所以，铁在婴幼儿营养中占有重要地位。新生儿铁的适宜摄入量（AI）为每日 0.3mg，半岁为 10mg，1～3 岁为 12mg。

锌对婴幼儿发育也极为重要，缺锌的小儿食欲降低、发育迟缓。近年来，儿童缺锌问题受到世界各国的关注，我国也不例外。半岁婴儿锌的推荐摄入量（RNI）为每日 8mg，1～3 岁为 9mg。一般，动物性食物含锌比较丰富。

小儿年龄愈小，需水量愈大。进食量大、摄入蛋白质和无机盐多的小儿，一定要同时增加水的摄入量。牛奶含蛋白质及无机盐比人奶多，所以人工喂养儿水分需要增多。婴儿需水约每日 150ml/kg，一般小儿为每日 120ml/kg。

（6）维生素　婴幼儿缺乏任何一种维生素都可能影响到他们正常的生长发育，在膳食中应特别注意维生素 A、维生素 D、维生素 B_1、维生素 B_2、烟酸和维生素 C 的供给。

维生素 A 能明显促进婴幼儿生长，提高他们的抵抗力。如果缺乏维生素 A，婴幼儿就会发育迟缓、体重不足，也易患传染病。乳类是婴幼儿维生素 A 的主要来源；婴儿断奶后应多供给肝、蛋黄和各种绿叶蔬菜，必要时还可补充维生素 A 制剂或鱼肝油。维生素 A 不能摄入过多，否则会引起中毒，中毒常因服用过量的维生素 A 制剂或鱼肝油引起。半岁以前维生素 A 的推荐摄入量（RNI）为每日 400μg，1～3 岁为 500μg。

维生素 D 能促进体内钙、磷的吸收，对预防婴幼儿佝偻病的发生极为重要。普通食物中维生素 D 含量较少，婴幼儿可通过补充鱼肝油以避免维生素 D 的不足，但维生素 D 服用过量会引起慢性中毒。此外，婴幼儿应多晒太阳，太阳中的紫外线能促进皮下的7-脱氢胆固醇转变为维生素D。自初生至7岁的小儿，维生素D的推荐摄入量（RNI）为每日$10\mu g$。

维生素B_1、维生素B_2和烟酸的供给量原则上应与能量摄入量成比例。乳母如长期食用精白米、面又缺乏肉类、大豆制品的供给，则会导致乳汁中缺乏维生素B_1，甚至会使婴儿患脚气病。维生素B_2主要来源于肝、蛋、乳类等动物性食品，其次是大豆、花生及新鲜的绿叶蔬菜，维生素B_2也是我国人民容易缺乏的一种维生素，因此也应特别注意。

维生素C对骨骼、牙齿及毛细血管间质细胞的形成非常重要。人乳中含有一定量的维生素C，母乳喂养的婴儿不易缺乏。牛奶中含量较少，且在消毒煮沸和存放过程中易于损失，以牛乳喂养的婴儿出生2周后即可补充菜汤、柑橘汁或番茄等富含维生素C的食品，必要时也可补充维生素C制剂。

2. 婴幼儿喂养

（1）婴儿喂养 婴儿时期的喂养至关重要，它关系着婴幼儿的正常生长和发育。婴儿生长发育快，但消化功能发育尚未完善，所以喂养不当，容易发生腹泻和营养不良。母乳喂养是婴儿喂养的最好办法，近年来，世界各国都提倡母乳喂养。无母乳时，如能正确掌握人工喂养的方法也能保证婴儿正常的生长发育。通常，婴儿喂养分母乳喂养、混合喂养和人工喂养。

① 母乳喂养。健康母亲的乳汁可供婴儿食用至4个月而不会出现营养不良。母乳由母亲直接哺喂，不易污染且温度适宜、经济方便。人乳还有以下优点：第一，酪蛋白含量比牛乳低，遇胃酸形成的凝块小，更容易消化。还含有α-乳白蛋白、乳铁蛋白及溶菌酶等生物活性物质。第二，脂肪球比牛乳较小，易消化，且含有更多的必需脂肪酸。第三，乳糖含量比牛乳高，对婴儿大脑发育有利，同时能使肠道pH值下降，促进肠道内乳酸杆菌生长并抑制大肠杆菌的繁殖，减少发生腹泻的机会。第四，矿物质含量较牛乳少，因为新生儿的肾功能尚未发育完善，所以人乳喂养不会导致肾负荷过度。第五，人乳内有双歧乳杆菌，具有抑制肠道致病菌生长的作用。第六，人乳中还含有免疫球蛋白，能与肠内细菌及病毒结合而去毒。由于母乳喂养优点很多，故应尽可能保证婴儿吃到8个月或1岁。

婴儿出生12h后即可开始喂奶，3个月以前每日6次，3个月以后每日5次，两次喂乳间可喂些水（30ml或随月龄增大而增加）。通常6个月后可开始用牛乳或豆浆代替1～2次人乳，7个月后可逐渐增加牛乳量及其他辅助食品。8～12个月逐渐断奶。

② 混合喂养及人工喂养。凡不用人乳而以牛乳、羊乳或其他乳品喂养婴儿的称人工喂养，若母乳和牛乳等同时喂养者则称混合喂养。

牛乳是人工喂养中应用最普通的。由于牛奶蛋白质含量高、乳糖含量低，因此常用水或米汤稀释，再加入少量白糖后方能喂哺。牛乳被污染的机会较多，食用前必须煮沸消毒。为使人工喂养的婴儿获得全面营养，现在已成功开发出了多种婴儿配方乳粉。

（2）幼儿膳食 断奶后的幼儿虽已能适应多种食品，但咀嚼力和消化力仍未完全成熟，对其膳食仍须细心照顾。一方面要按照幼儿的营养需要，供给富含蛋白质、钙、铁和维生素的食品，另一方面还要求食物通过烹饪后达到软、细、碎烂而便于幼儿咀嚼，而且品种要多样化，注意色、香、味，以促进幼儿食欲。饮食要定时，除三顿主餐外，上午 10 时及下午 4 时应各加一餐点心。

3 岁以上正常幼儿每日仍可保持三顿饭和一餐点心，除过多脂肪、过多糖、浓茶、辣椒和其他刺激性物品及不易消化的食物外，大人吃的东西都可以食用。

3. 婴幼儿辅助食品

（1）婴儿配方奶粉 母乳是婴儿天然的理想食品，但是，当母乳不足或无母乳时，就需要研制、生产婴儿配方食品，如母乳化奶粉、代乳糕等，以满足婴儿的需要。

（2）谷类辅助食品 随着婴儿不断地生长发育，其消化功能不断完善，活动量也在不断增加，所以 4 个月以上婴儿需要添加一些谷类辅助食品。这类食品主要以谷类、豆类为主，再添加牛奶、鸡蛋、矿物质、糖等作为婴儿非乳类代乳食品。

（3）其他辅助食品 除了上述母乳化奶粉、谷类代乳食品外，鱼肝油、菜汁、果汁、菜泥、猪肝泥、鱼泥、蛋黄、豆腐、植物油喂养婴儿也是必要的。

（4）断奶食品 断奶食品的作用在于补充婴幼儿生长时期的营养，加强婴儿的吞咽能力、咀嚼能力和消化能力。

我国新生婴儿平均体重与国际水平接近，婴儿 6 个月内的生长曲线与国际水平基本一致，但 6 月龄后婴儿的生长曲线就明显低于国际水平。主要是因为我国断奶食品营养质量差，尤其是蛋白质质量差，另外如钙、维生素 D 含量也偏低，铁含量不足、维生素 B_1 不足、维生素 B_2 不足等。所以我国应大力开发高营养价值的断奶食品。

联合国粮农组织和世界卫生组织提出，断奶食品要以谷类为基础，适当强化蛋白质（包括奶蛋白和大豆蛋白）。现在国外断奶食品在营养成分上要求低糖、低盐，提高亚油酸水平，并且强化微量元素和多种维生素。

（5）婴幼儿疗效食品 婴幼儿在成长过程中常会发生乳糖不耐受症、食物过敏反应、呕吐、腹泻、便秘等，所以必须开发一些有利于治疗上述病症的疗效食品，如无乳糖奶、豆奶、氨基酸乳、中链脂肪牛乳等。

二、学龄前儿童、学龄儿童与青少年的营养与膳食

通常称 4～6 岁为学龄前儿童，7～12 岁为学龄儿童，13～19 岁为青少年。下面分别介绍其营养与膳食。

(一) 学龄前儿童的营养与膳食

学龄前儿童生长速度略低于 3 岁前，但仍属于迅速增长阶段，这个年龄段的儿童活泼好动，对热量和各种营养素的需要量大于成人，每日能量摄入量为 5.6～7.1MJ，蛋白质摄入量为 45～55g。4 岁以后，男童略高于女童。进餐分配为早餐能量占 30%、午餐占 40%、晚餐占 30%。为了使幼儿膳食中各种营养素供给量平衡，食谱应多样化。

(二) 学龄儿童、青少年的营养与食品

1. 学龄儿童、青少年营养特点

7～12 岁学龄儿童，生长发育相对缓慢和稳定。身高平均每年增长 5cm，体重平均每年增加 2～3kg，抗病能力比幼儿期有所增强。女孩约到 10 岁、男孩约 12 岁，开始进入人生第二次生长发育突增期——青春发育期。在青春期，他们的身高年增长值约为 5～7cm，个别可达 10～12cm；体重年增长值约 4～5kg，个别可达 8～10kg。女性直至 17 岁、男性至 22 岁左右，身高基本停止增长。

合理营养是保证正常生长发育的重要物质基础，所以儿童和青少年对热量和营养素的摄取量要相对高于成人。该年龄段的人群主体是中小学生，合理营养也是完成紧张的学习任务和参加体育锻炼的基本条件。

2. 学龄儿童、青少年的膳食与加工食品

(1) 中小学生一日三餐

① 早餐。学生和家长都要认识到吃好早餐的重要意义。学校里上午一般有四节课，还有早自习和课间操，学习负荷和活动量都较大，故消耗能量也大。因为前一日晚餐热量几乎耗尽，进食间隔时间过长、血糖下降、脑活动能量不足，如果不吃好早餐，则易出现反应迟钝、精力不集中等现象。

早餐的进食量应当适宜。中国营养学会建议，全日总热量摄入量分配为早餐占 30%、午餐 40%、晚餐 30%，有人提出三餐原则为"早餐要好，午餐要饱，晚餐要少"。

在早餐的安排上，除应提供足量的谷类食品以保证热量摄入外，还要提供蛋白质含量高的食品，如乳类、肉类、豆类、蛋类等。早餐食品应既有主食，也有副食，既有固体食品，又有液体食品。

② 午餐。学生经过一上午的紧张学习，体内能量消耗很多，为了维持下午的继续学习和活动，就需要储备更多的能量，所以午餐要吃饱，要成为一日三餐的主餐。午餐食物量要大，应吃谷类食品，约为 150～250g，肉、蛋、豆制品等蛋白质含量高的食品约为 50～100g，各种蔬菜 200～250g。各种营养素摄入量约占全日摄入量的 50% 以上。

③ 晚餐。晚餐食物量要根据活动量和上床时间而定。一般说来，学生在晚上活动量不大，所以能量消耗少，进食量也可适当减少。

我们一方面要纠正早餐马虎、午餐凑合、晚餐丰富、误把晚餐当主餐的错误倾向，另一方面也要避免晚餐过少，胃排空早，在睡眠中或上床时就开始有饥饿感，这对健康也十分不利。

（2）课间加餐食品　儿童、青少年正处于生长发育的重要阶段，并且活动量大，学习任务繁重，所以对膳食热量和各种营养素需要量大，单就一日三餐，显得不足。因此，采取课间加餐制十分必要，我国推行学生"豆奶计划"，让学生每天课间加喝一杯豆奶或牛奶，对增进学生身体健康是十分有益的。

研究表明，加餐学生身高体重的增长均优于不加餐者，加餐学生听课精力集中，学习效果好，成绩优良。由此可见课间加餐对于全面提高学生素质有着重要意义。

课间加餐食品要符合以下要求：第一，要有丰富的优质蛋白质，并富含钙、铁、维生素 A、维生素 B_2。第二，糖类和营养素的供给要适量，以免影响午餐的食欲。第三，食品和包装要符合卫生要求。

目前市场上出售的酸奶、无菌包装的纯牛奶、豆浆、豆奶、饮料、糕点、面包、饼干等方便食品，都可以做课间加餐食品。

（3）强化食品　针对我国儿童、青少年某些营养素摄入量不足的状况，应加大研制、生产强化儿童食品的力度。如通过强化赖氨酸来改善主食蛋白质的氨基酸组成，提高蛋白质质量；在植物油、人造奶油、乳制品中强化维生素 A、维生素 D 等。

（4）健脑益智食品　合理营养与智力密切相关，儿童、青少年要多食健脑食品，如动物内脏、水产品、核桃和芝麻等传统健脑食品。

（5）学校营养午餐制　为使学生进食的各类食品符合营养原则，使营养素摄入量达到供给量标准，全面实施学校午餐制十分必要。

学校午餐制在某些先进国家早已实现，如发达国家日本、美国和英国，发展中国家泰国等。我国已全面推广学生营养午餐制的城市有北京、广州、上海、沈阳、杭州等，大多数省市的部分学校也已开始试行学生营养午餐制。

三、老年人的营养与膳食

中华医学会老年学会 1982 年确定，我国 60 岁以上为老年人，45～59 岁为老年前期，60～89 岁为老年期，90 岁以上为长寿期。

（一）人体衰老的变化

在人体衰老的过程中，人体生理功能将发生以下一些变化：

（1）基础代谢减慢　基础代谢随年龄增加而减慢，儿童较高，成人较儿童低，老年人较成年人低 10％～15％。

（2）身高、体重和体成分改变　据报道，男性身高在 30～90 岁之间平均减少 2.25％，女性减少 2.5％。大多数人 50 岁以后体重逐渐减轻，60 岁以后明显减轻，但是体脂占体重的百分比则随年龄增长而增多（见表 5-9），一般女性体脂占体重比率大于男性，随着年龄的增长，女性体脂增长比例小于男性。也有部分人由于能量摄入量大于消耗量，体力活动减少，导致体重增加。

表 5-9　体脂随年龄变化

男 性			女 性		
年龄/岁	人数/个	体脂占体重比率/%	年龄/岁	人数/个	体脂占体重比率/%
20.3	133	11.05	20.3	94	28.69
49.0	88	21.30	35.1	26	28.74
52.2	27	27.30	44.7	27	35.33
70.0	60	30.50	55.9	21	41.88
			64.5	14	44.58

（3）器官功能减退　包括以下几个方面。

① 口腔。黏膜过度角化，牙齿磨损、脱落，牙周组织退化，唾液淀粉酶分泌减少。

② 胃、肠。胃黏膜萎缩，胃液和肠液分泌减少，胃肠运动功能减弱。

③ 胰脏。胰腺分泌减少，胰蛋白酶和淀粉酶活性下降 66%。

④ 肝、胆。肝细胞数量减少，肝细胞线粒体数减少而体积增大；血清白蛋白减少，白蛋白与球蛋白比例可达 1:1；胆囊、胆管变厚，胆汁变浓，含大量胆固醇，易患胆结石。

⑤ 吸收功能改变。吸收速度减慢，脂肪吸收延迟，钙、铁、维生素 B_1 及维生素 B_2 吸收减慢。

⑥ 泌尿系统。表现为肾血流量下降，肾小球滤过率下降。

⑦ 神经系统。表现为注意力减退，意识障碍、感觉迟钝。

⑧ 骨骼肌肉萎缩。表现驼背，肌肉老化，皮肤起皱。

⑨ 毛发变稀、脱落，指甲生长缓慢变脆。

除上述一些功能变化外，尚有心血管、呼吸、生殖、内分泌等系统发生退行性变化。

（4）疾病发生率高　老年人由于各系统都发生退行性变化，故各种疾病患病率明显增高。其中与营养有关的疾病主要有心血管病、肥胖、糖尿病、骨质疏松症、缺铁性贫血和肿瘤等。

（二）老年人的合理营养

1. 能量

因为老年人的基础代谢率降低，活动量减少，所以热量消耗下降。为保持能量平衡，摄入量应减少。我国 60 岁轻体力活动男子每日能量摄入量为 7.94MJ、女子为 7.53MJ。

经常测量体重是衡量能量摄入量与消耗量平衡的实用方法。如果保持恒定的体重就说明热量摄入量适宜。老年人体重正常者患各种病的概率下降，体质健壮。过胖则易导致高血压、冠心病等；过瘦则易患支气管炎、肺心病等。

2. 蛋白质

蛋白质对老年人极为重要。衰老过程中，蛋白质以分解代谢为主，蛋白质的合成过程逐渐减慢。如血红蛋白合成减少，血中氨基酸含量降低，影响红细胞的生成，因此老年膳食中应多供给生理价值高的蛋白质，一般认为优质蛋白质应占蛋白质总量的50％左右。老年人由于消化功能降低，肾脏功能减退，过高的蛋白质又会加重肝、肾负担，还会增加体内胆固醇的合成，通常按127g/kg或蛋白质的能量比为15％摄入为宜。

3. 脂类

老年人膳食中应有适量脂肪，既可以增进食物的色、香、味，提高食欲，而且适量的脂肪也有助于脂溶性维生素的吸收。但由于老年人胆汁分泌量减少、酯酶活性降低、脂肪代谢减慢、血脂偏高，从而消化脂肪的能力下降，所以老年人膳食脂肪的摄入量应该减少。

对于老年人来说，降低脂肪的摄入量固然重要，但更重要还在于脂肪的质量，要减少动物性脂肪的摄入量，应增加亚油酸的摄入量，以防脑细胞退化。一般认为，老年人脂肪能量约占总能量的20％～25％，提倡动植物油脂混合食用，而且胆固醇摄入量应小于300mg。

4. 碳水化合物

蔗糖、果糖、葡萄糖等在体内经代谢可转化为甘油三酯，即碳水化合物可转化为脂肪，或者引起血脂升高，或者储存于体内导致肥胖，所以老年人不应多吃白糖、砂糖、糖果和甜食，他们的热量应主要来自谷类中的大分子碳水化合物。此外，为防止便秘，老年人应适当吃些粗粮、蔬菜、水果等，以增加膳食纤维的摄入量。老年人膳食中碳水化合物的能量比仍然应为55％～65％。

5. 维生素

老年人需要充足的各种维生素，不少老年性疾病的发生与维生素摄入不足有关。维生素A具有防癌抗癌作用，应保证摄入充足。维生素D可调节钙、磷代谢，促进肠壁对钙的吸收，对预防老年性骨质疏松尤为重要。维生素E为抗氧化剂，可以保护细胞膜不受氧化而破坏，它还可消除衰老组织中脂褐质。维生素B_1、维生素B_2与能量代谢有关。维生素C有促进铁吸收、预防缺铁性贫血、维持毛细血管壁的完整性、加快伤口愈合作用；此外，维生素C还有解毒作用、提高免疫功能和防癌等，是老年人不可缺少的维生素。老年人对维生素D、叶酸和维生素B_{12}的供给也要给以足够的重视。

6. 矿物质

老年人肠道吸收钙的能力下降，易发生负钙平衡，引发骨质疏松症等，所以老年人应多摄取维生素D、多晒太阳和保持适量的体育运动，更应注意摄取足量钙。

老年人对铁的吸收能力下降，缺铁性贫血患病率增高，应多摄取鱼肉等含铁丰富的食物。

铬是胰岛素的辅助因子，可增强胰岛素降血糖的效能。补充铬，可使糖耐量改善，老年人铬缺乏，会导致糖尿病。铬还可降低血清总胆固醇，增高高密度脂蛋白，预防动脉粥样硬化等。目前提出每日每人铬的适宜摄入量（AI）为 $50\mu g$。

硒是谷胱甘肽过氧化物酶的组成成分，具有抗氧化作用，硒与维生素 E 协同作用，可保护细胞膜不受氧化，起到抗衰老作用。

（三）老年食品

现在老年人选择食品已由"食以味为先"转为"食以补为先"的原则，当前我国食品科技人员根据衰老机制，不断开发出新的老年食品。

1. 老年食品的加工原则

（1）热量适宜　老年食品的热量不宜过高，甜味剂可选低糖甜味剂或非糖甜味剂。

（2）蛋白质适量、质优　老年食品的蛋白质含量可与成人食品相近，但要强调供给优质蛋白质如动物性蛋白和豆类蛋白等。

（3）脂肪总量要低，饱和脂肪酸要求更低　提倡老年食品中多用大豆油、芝麻油等植物油，老年食品还应降低胆固醇含量。

（4）膳食纤维　膳食纤维有通便，防高血脂、动脉硬化、胆结石、糖尿病和结肠癌等作用，这对于老年人尤为重要。如魔芋精粉可作为膳食纤维添加在老年挂面中。

（5）低盐　老年食品中钠含量要低，我国一般老年人食盐摄入量大大高于推荐量，提倡食用低盐食品。

（6）注意食品加工工艺，防止产生致癌物　据 WHO 估计，全世界每年死于肿瘤的人数约为 500 万，中国每年肿瘤患者约为 100 万。食品与肿瘤发生密切相关，90％以上的人类肿瘤是由外环境引起的，而食品中的致癌物是一个重要的环境因素。

2. 抗衰老、延年益寿的天然食品

虽然目前人们还未发现一种食物或药品能使人"长生不老"，但人们在防老抗衰的研究中却发现了许多可延年益寿的天然食品，如人参、枸杞子、大蒜、芦笋、香菇、蘑菇、木耳、蜂王浆、芝麻等，它们含有大量的生理活性物质，具有抗癌、降血脂、抗疲劳、增加免疫力等功能，被人们视为天然抗衰老食物。

四、孕妇、乳母的营养与膳食

（一）孕妇的营养与膳食

1. 孕妇的生理特点

妊娠是一个复杂的生理过程，在妊娠期间需进行一系列的生理调整以适应胎儿的发育，胎儿的代谢废物也要通过孕妇的排泄排出体外。因此，孕妇各器官的功能发生了较大变化，生理代谢有如下特点：孕妇消化液分泌减少、肠蠕动减弱、胃肠道张力下降，易出现胀气和便秘，妊娠早期有恶心、呕吐或食欲下降等症状。孕妇泌尿系统需排出自身和胎儿的代谢废物，肾小管过滤量增加，当滤过量大于重吸收量时出现尿糖等现象。母体要储存一部分钠，分布于细胞外液中及供给胎儿需要，在储存钠的同时也储存了水，母体细胞外液、胎儿体内、胎盘、羊水、子宫和乳房等处共增加储水量约 7kg。母体由于向胎儿供血，所以循环血容量增加，虽然红细胞量也增加，但不及血容量增加多，血液被稀释而出现"生理性贫血"。孕期甲状腺功能增高，基础代谢率增强，妊娠后期基础代谢率约提高 10%～20%。此外，孕妇对钙、铁、维生素 B_1 和叶酸等的吸收能力增强。

2. 孕妇的合理营养

（1）能量　孕妇在整个妊娠期体重可增加 11kg 以上，其中胎儿 3.2kg 左右。由于体重增加，致使活动时能量消耗量增加；此外，自妊娠中期开始，孕妇的基础代谢率增高，因此孕期能量供给应高于非孕妇女。但是，孕妇能量摄入过高会使体内脂肪蓄积过多而肥胖，进而易患糖尿病、高血压等疾病，所以应避免。通常在妊娠前期孕妇常有恶心、呕吐等反应，不强调增加能量。我国能量推荐摄入量（RNI）中，在妊娠中后期可每日增加能量 0.84MJ（200kcal）。

（2）蛋白质　母体在妊娠过程中要储存蛋白质 910g。足月胎儿体重为母体的 5%～7%，其体内氮含量平均为 70～90g。其次，孕妇本身由于子宫、胎盘和乳房等发育所需也要有一定量的蛋白质，因此孕妇对蛋白质的需求较平时为多。早期胎儿尚未开始形成氨基酸合成酶，所以全部必需氨基酸需要由母体供给，即使在妊娠第 20 周后，仍有胱氨酸、酪氨酸、精氨酸、组氨酸和甘氨酸需要由母体供给。

孕妇应摄入足够的优质蛋白质以保证氨基酸平衡，优质蛋白质摄入量应占蛋白质摄入量的 50% 以上，蛋白质热量应占总热量的 15%。我国蛋白质推荐摄入量（RNI）中妊娠妇女初期每日增加 5g，中期应增加 15g，后期应增加 20g。

（3）脂类　孕妇在妊娠过程中要存积脂肪约 2～4kg，并且胎儿的脂肪储备也须由母体供给，胎儿脂肪储备约占体重的 5%～15%。

脂类是胎儿脑细胞及其他神经细胞的重要组成部分，为保证胎儿脑组织和神经细胞生长发育，有助于脂溶性维生素的吸收，孕妇必须每日摄取一定量的动植物油脂。但脂类摄入一定要适量，摄入过多，会导致血脂升高，形成高血压等心血管疾病，一般以每日 60～70g 为好，其中必需脂肪酸至少有 3～6g。脂肪供能应占总热量摄入量的 25%～30%。

（4）碳水化合物　胎儿体内代谢过程中消耗葡萄糖较多，这些葡萄糖都由母体供给。平时孕妇的血糖水平低于非孕妇，孕妇若由于碳水化合物供给不足而氧化脂肪有时易患酮症。所以孕妇膳食中要有充足的碳水化合物，同时亦要注意适当供给一些不能被人体消化吸收的碳水化合物，如纤维素、半纤维素、木质素、果胶、海藻多糖等，以便增加肠道蠕动，防止便秘。在妊娠中后期碳水化合物能量比约为55%～65%。

（5）维生素 母体内的维生素通过胎盘供给胎儿，脂溶性维生素储存于肝内，因此若短期内母体摄入不足，胎儿仍可得到供应；水溶性维生素不能储存，当母体摄入不足时胎儿即受影响。

（6）矿物质 在妊娠过程中，重要的矿物质有钙、磷、铁、锌和碘等。

① 钙和磷。钙、磷是构成骨骼和牙齿的主要成分。胎儿骨齿钙化速度在妊娠后期明显加快，自第 30 周开始，胎儿每日要储存 260～300mg 钙，足月时，胎儿体内含钙量约为 25～30g。另外，孕妇每日要储存 20～30mg 钙为泌乳作准备，母体整个妊娠期要储备 50g 钙。若孕妇钙摄入不足，将导致血钙下降而引起肌肉痉挛，特别是小腿和拇指还会出现局部疼痛，严重时可产生骨质疏松或骨质软化症。我国钙的适宜摄入量（AI），妊娠中期为每日 1000mg，后期为 1200mg。

虽然磷元素也十分重要，但是一般膳食中磷不缺乏。

② 铁。母体在妊娠过程中平均向胎儿提供铁约 270mg、胎盘和脐带含铁 90mg、分娩时出血丢失铁 150mg、正常机体代谢排出铁 170mg、血红蛋白增加需铁 450mg，以上共计需铁 1130mg，因此，孕妇对铁需要量明显增加。

孕妇常出现胃液分泌不足的现象，会影响食物中三价铁转变成二价铁，进而减少铁的吸收，若再有铁摄入不足或铁质量差等情况，则易患缺铁性贫血。特别要注意动物性食品中铁的摄入。我国铁的适宜摄入量（AI），妊娠妇女中期为每日 25mg，后期为 35mg。

③ 锌。若妇女血锌水平低，所生婴儿常见多发性畸形，说明母体锌营养状况会明显地影响胚胎的生长发育。锌是体内多种酶的成分，参与能量代谢、蛋白质合成、胰岛素合成等，锌对孕期胎儿器官的形成极为重要，胎儿对锌的需要量在怀孕末期最高。我国锌的推荐摄入量（RNI），妊娠妇女中晚期均为每日 16.5mg。

④ 碘。碘是甲状腺素的组成成分。妊娠期妇女甲状腺功能增强，碘需要量增加。孕妇碘摄入不足，易发生甲状腺肿大，并影响胎儿发育，发生克汀病。我国碘的推荐摄入量（RNI），妊娠期为每日 200μg。

3. 孕妇的膳食与加工食品

处于妊娠期的妇女，体内各器官、系统均处于特殊生理状态，对膳食有着特殊的营养要求，但不同妊娠期又不完全相同。

（1）妊娠早期（1～3 个月） 胎儿很小，生长缓慢，每日体重平均只增加 1g。孕妇对各种营养素的需要增加很少，基本上与未孕时相同。在此期间常伴有恶心、呕吐、食欲不振等症状，膳食可少量多餐。

各种食品应少油腻、易消化，并且色、香、味都要符合孕妇口味，有些孕妇恶心、呕吐多发生在早晨，因而应尽量在午餐和晚餐多补充食物。此间，孕妇还应多吃些蔬菜、水果以调节口味和促进消化，并增加矿物质和维生素的摄入量。少量进食一些营养价值高的食品如乳、肉、禽、蛋和鱼等也很有必要。

（2）妊娠中期（4～6个月）、后期（7～9个月）　早孕反应已经结束，胎儿生长加快，在中期平均每日增加体重10g，特别是妊娠7～9个月间，胎儿生长最快，膳食中优质蛋白质、富含钙的食物一定要充足。此时，母体也开始在体内储备蛋白质、脂肪、钙、铁等多种营养素，以备分娩和泌乳的需要。所以，在条件许可的情况下，每日应摄入以下食物：牛奶或豆浆250～500g、蛋类1～2个、肉类100～150g（每周一次动物肝、血）、马铃薯及其制品50～100g、新鲜蔬菜500g（其中有色蔬菜应占一半以上）、谷物350～400g（最好有多种杂粮）、烹调用油30～40g，有条件者加水果100g。

（3）孕妇专用的加工食品　城镇妊娠期妇女大都为职业女性，她们除摄取上述天然食物外，对于营养价值高、卫生安全的孕妇专用方便食品有一定需求。如浓缩肉汤类，即以鸡、鸭、鱼或牛肉、猪排等为原料经热烫、熬制、真空浓缩、灌装、杀菌而制成，消费者只需添加适量开水冲调后即可食用的一类食品。再如孕妇谷类食品，可根据孕妇营养需要在小麦粉中添加鸡蛋、豆浆、蔬菜，再适量强化钙、铁及多种维生素，制成高营养价值的孕妇挂面，或以玉米、小米为主要原料，经膨化处理后，再根据孕妇营养需要强化一定量的矿物质和维生素，供孕妇早餐食用或为辅助性食品。

（二）乳母的营养与膳食

1. 乳母的合理营养

母乳为婴儿的理想食品，所含营养素比较全面，而且与婴儿的生长发育和胃肠功能相适应。资料显示，乳母乳汁的质、量直接与膳食营养有关。如乳母膳食中某些营养素供给不足，首先动用母体的营养储备以稳定乳汁的营养成分；若乳母营养长期供给不足，将导致母体营养缺乏，乳汁的分泌量也会随之减少。因此，在哺乳期中，应重视乳母的合理营养以保证母婴健康。

（1）能量　授乳期妇女基础代谢上升10%～20%；分泌乳汁需消耗能量，带孩子辛苦操劳也需要消耗能量。通常每分泌100g乳汁需耗能0.29MJ，因此我国能量推荐摄入量（RNI）中，乳母每日能量应比正常妇女增加2.1MJ。

（2）蛋白质　人乳蛋白质含量平均为1.2%，按日泌乳量750g计，每日乳汁中蛋白质约需10g，而且是高生物价的蛋白质，考虑到一般蛋白质都达不到理想的标准，因此我国蛋白质推荐量（RNI）中，每日乳母蛋白质量比非孕妇多20g。

（3）脂类　若膳食中供给的脂肪量小于1g/kg时，就会导致泌乳量下降，乳中的脂肪量也随之下降。

脂类与婴儿脑发育密切相关，尤其类脂对中枢神经系统的发育特别重要。膳食中脂肪的种类会影响乳汁的脂肪成分，当膳食中脂类所含必需脂肪酸多时，则乳汁中相应的必需脂肪酸也增多。我国营养学会推荐乳母每日膳食中脂肪供给量应占总热量的20%～30%。

（4）矿物质　乳母需要充足的钙，以满足自身及乳汁中钙含量的需要。乳汁中钙的含量一般是较稳定的。如乳母食物中钙不足或不能有效吸收，乳母体内的钙将移出以稳定乳汁中的钙，此时体内出现钙的负平衡。如果乳母长期处于钙的负平衡状态，则会出现骨、牙酸痛，重者引起骨软化症。我国营养学会建议，乳母每天要摄入钙 1200mg。我国膳食中钙含量普遍偏低，为了保证钙的摄入量，乳母除尽量选用含钙丰富的食品外，还应适量补充钙制剂，如乳酸钙、葡萄糖酸钙，同时补充维生素 D。

母体血清中铁、铜不能通过乳腺，因此人奶中铁、铜含量极少（0.1mg/dl），不能满足乳儿需要。6 个月内的婴幼儿靠出生前的储存来满足需要，但为了防止母体贫血和产后的复原，膳食中仍应多供给含铁丰富的食物。我国铁的适宜摄入量（AI）中，乳母每日为 25mg。

（5）维生素　膳食中各种维生素必须相应增加，以维持乳母健康，促进乳汁分泌。

脂溶性维生素中，维生素 A 能少量通过乳腺，如食物中富含维生素 A，乳汁中的量可满足乳儿需要，但食物中的维生素 A 转到乳汁中的数量有一定限度，即使大量摄入乳汁，维生素 A 含量也不按比例增加。维生素 D 几乎不能通过乳腺，婴幼儿应多晒太阳或补充鱼肝油才能满足需要。

水溶性维生素可大量、自由通过乳腺，但乳腺有调节作用，达到饱和后，乳汁中的含量将不会继续升高。

乳母每日通过膳食摄入的维生素 A 为 120μg、维生素 B_1 1.8mg、维生素 B_2 1.7mg、烟酸 18mg、维生素 C 130mg，维生素 D、维生素 E 同孕期摄入量相同。

（6）水分　乳汁分泌量与水分的摄入量密切相关。水分不足时，直接影响泌乳量。乳母除每天饮水外，还要多吃流质食品如肉汤、骨头汤、各种粥类，既可补充水分，又可补充其他营养素。

2. 乳母的膳食与加工食品

乳母对各种营养素的需要量都有所增加，因而，必须选用营养价值较高的食物，合理调配，组成平衡膳食。为保证母婴健康，使乳汁分泌量多、质好，每天可吃 5 餐，最好持续到断奶为止。

一般人在产后第 1 个月吃得很好，以后就减少到与平时一样，这将影响乳汁的质量。有些人产假休完上班后，乳汁就逐渐减少，这与工作紧张、休息不好及营养状况都有关系。乳母膳食应每日供给以下食品：牛奶 250g、蛋类 200g、畜禽鱼等肉类 200g、豆类制品 100g、新鲜蔬菜及水果 500g、食糖 20g、烹调用油 30g、谷类 450～500g。

在我国，民间有让产妇多吃鸡蛋、红糖、小米和芝麻的说法，南方则提倡多吃鸡汤、猪蹄煮汤等，这些都是符合营养原则的，但要在满足平衡膳食需要的基础上进行，所以上述各类食物也是不可缺少的。

由于大部分泌乳期妇女为双职工家庭成员，因此方便、快捷、营养卫生的动物类深加工食品很受这部分消费者的欢迎，如软包装或玻璃瓶、铁罐装的猪排海带汤、猪蹄煮花生、鸡汁墨鱼、鸡蛋挂面、钙强化饼干等营养价值高的深加工食品，将随着人们生活节奏的加快和营养知识的提高而有较好的市场前景。

第四节　膳食、营养与疾病

人体健康在很大程度上取决于营养素的平衡。若营养素摄入不足或过剩，都可导致疾病的发生。

一、营养不良

（一）蛋白质-热量营养不良

蛋白质-热量营养不良是严重的营养缺乏病。处于迅速生长发育阶段的婴幼儿，每千克体重蛋白质需要量和热量需要量均高于成年人，对蛋白质、热量不足也极为敏感，因此，蛋白质-热量营养缺乏主要见于 5 岁以下儿童。

蛋白质-热量营养不良的症状分为两类，一类是因蛋白质缺乏引起的恶性营养缺乏病，其明显特征是腹部突起和水肿，还有一类是因热量不足引起的消瘦。

蛋白质-热量营养不良是个连续的过程，在个体身上往往同时并存，除上述各自不同的症状外，还有许多相同症状，如生长发育受阻、易感染；头发稀疏、易脱；食欲减退、吸收障碍等。

目前，蛋白质-热量营养不良仍是发展中国家普遍存在的严重问题，严重威胁着儿童和老年人生命健康。患病儿童成年后会表现出身心方面的障碍；老年人也会因此而引发某些慢性疾病。

为防治蛋白质-热量营养不良，最主要的是因地制宜地供给高蛋白、高能量的食品，以乳粉、牛乳或乳制品为最好，配方合理的豆制代乳粉等也比较不错。值得注意的是，在治疗过程中，蛋白质、能量的供给量应逐渐增加，以有助于消化道正常生理功能的恢复，防止消化功能紊乱。

对于患有乳糖不耐症的蛋白质-热量营养不良的儿童来说，若以牛乳或乳制品补充蛋白质，可能会引起腹泻，促使营养状况的进一步恶化，因此，在治疗期间应选用含乳糖量低或不含乳糖的发酵乳制品或其他代用品。

（二）佝偻病及骨质疏松

食物中缺乏维生素 D 或人体缺乏日光照射，容易引起佝偻病和骨质疏松。缺钙也是引起本病的原因之一。

钙是构成骨骼的主要成分，人体中 99％的钙经矿化作用储存在骨骼中。参与生命活动所需要的钙，一方面从膳食中获取，另一方面通过骨脱矿化作用来提供。通常，骨骼的矿化与脱矿化、钙的吸收与排泄呈动态的平衡状态，其中的调节因子就是维生素 D，没有维生素 D 的参与，钙的吸收与利用将无法进行。

当婴幼儿发生钙吸收障碍时，骨骼的矿化便不能正常进行，就会导致骨质过软、结构异常的疾病——佝偻病的发生。佝偻病以头部、胸部及四肢有较明显的骨骼变形为突出症状，可观察到肋骨串珠和鸡胸、长骨骨骺增大、出现"O"型腿或"X"型腿等。

若钙吸收障碍发生在成年人体内，骨骼会因过度脱矿化而造成骨质疏松。这种现象多见于孕产妇、更年期妇女及老年人。常见症状有骨痛、肌无力，可见脊柱弯曲、身材变矮、骨盆变形等症状，严重时会发生自发性或多发性骨折。

为预防佝偻病及骨质疏松的发生，除多食用富含维生素 D 的食物如动物肝脏、鱼肝油、禽蛋等外，尚可适当食用维生素 D 强化的食品。乳类含维生素 D 不多，故以乳类为主食的 6 个月以下婴儿，尤应注意维生素 D 的补充。同时尽量鼓励儿童多做户外活动，以便有充分的紫外线照射，促进体内维生素 D 的自身合成，一般情况下，连续 1.5h 的紫外线照射（冬天很难做到），就能满足体内当日的维生素 D 需要量。

然而，仅仅注意维生素 D 及含钙食品的摄取是不够的，因为骨骼的成分除了钙以外还有磷和镁；骨骼的形成也离不开胶原质（一种细胞间的胶质），而胶原质的形成需要维生素 C。此外，骨骼吸收钙的能力除了依赖维生素 D，还与微量元素硼密切相关。

最近的报道表明，蛋白质摄入过多会在体内产生许多酸性代谢产物，需要消耗更多的钠、钙加以中和，会加速骨骼中钙的丢失，所以高蛋白饮食可能也是造成骨质疏松的一个诱因。总之，健康的骨骼靠的是营养素的合理摄取。

（三）营养性贫血

营养性贫血分为缺铁性贫血和巨幼红细胞贫血。

1. 缺铁性贫血

当机体缺铁比较严重时，就会影响血红素的合成，进而引发缺铁性贫血。缺铁性贫血是一种世界性的营养缺乏症，在我国的患病率很高，多见于婴幼儿及育龄妇女。据报告，在发展中国家，有 30％～40％的幼儿及育龄妇女缺铁。缺铁的原因主要有以下方面：

（1）人体对铁的需要量增加，而摄入铁量相对不足　婴儿在 4～6 个月后，体内储存的铁已消耗尽，如仅以含铁少的乳类喂养，可导致缺铁性贫血。育龄妇女由于妊娠、哺乳，需铁量增加，加之妊娠期消化功能紊乱，铁的摄入和吸收不佳，易致贫血。

（2）铁吸收障碍　动物性食品中的血色素铁可直接被吸收，吸收率较高。非血色素铁的吸收取决于铁在胃肠道的溶解度等。多种因素可阻碍铁的吸收。

（3）慢性失血　长期因各种疾病引起的慢性失血，使体内总铁量显著减少，终致贫血。

人体贫血时，面色及口唇苍白、易疲劳、头晕、畏寒、气促，严重者可出现食欲不振、心率增快、记忆力减退等。婴幼儿严重贫血时还可出现肝、脾和淋巴结肿大等。实验室检查可见血红蛋白及红细胞数明显减少，常在 6%～10% 之间，属低色素小细胞性贫血。

为预防缺铁性贫血，婴儿应及时添加富含铁的辅助食品。孕妇与乳母应补充足量的铁，多吃富含维生素 C 的食品，以帮助铁的吸收；多用铁炊具代替铝炊具；多食动物性食品如动物肝脏、肉与肉制品、鱼和鱼制品等（因植物性食品中铁的吸收率较低）。此外，也可食用铁强化食品，如铁强化面粉、食盐、固体饮料等。

2. 巨幼红细胞贫血

巨幼红细胞贫血是由于维生素 B_{12} 及叶酸的摄入与吸收不足造成的。维生素 B_{12} 和叶酸是核酸代谢中重要的辅酶，若缺乏则导致代谢障碍，从而影响原始红细胞的成熟。该病多发于未加或少加辅助食品、单纯以母乳或淀粉喂养的婴儿，或反复感染及消化功能紊乱的幼儿。

预防巨幼红细胞贫血，必须保证在食物中有一定量的叶酸与维生素 B_{12}。食物中维生素 B_{12} 是与蛋白质结合在一起的，只有在胃液的作用下才能游离出来，只有在内因子（胃黏膜细胞分泌的一种糖蛋白）的协助下才能被吸收入血。因此，伴有胃酸缺乏的患者应肌内注射维生素 B_{12}。

此外，维生素 B_{12} 缺乏还会导致神经系统的损害；叶酸缺乏还会伴随舌炎、口炎、腹泻等症状；二者的缺乏还有引发心脏病的危险。所以，必须保证合理营养，避免维生素 B_{12} 和叶酸的缺乏。

（四）维生素缺乏病

因食物中某种维生素长期不足或缺乏而出现的明显病理状态称作维生素缺乏病；缺乏早期无明显症状，称为维生素不足。

1. 夜盲症及干眼病

夜盲症及干眼病是因维生素 A 缺乏而引起的营养缺乏病。夜盲症是维生素 A 缺乏的初始症状，也是经治疗最容易恢复的症状，突出表现为暗适应能力下降，进而发生暗适应障碍。

维生素 A 是人体上皮组织正常合成的必需物质，当维生素 A 缺乏时，可引起细胞角质化增生，影响眼睛、皮肤、呼吸道等组织器官的正常功能，出现皮肤干燥、脱屑，呼吸系统感染，角膜干燥、感染等一系列眼部症状，即干眼病，严重时可致盲。

干眼病是当今世界四大营养缺乏病之一。干眼病治疗的难易程度取决于病程的长短，如果患病初期得不到及时、有效的治疗，就会造成终生遗憾。

最为有效的预防方法是保证食物中有丰富的维生素 A 或胡萝卜素（即维生素 A 原，可在体内转化成维生素 A）。动物性食品如黄油、蛋类、动物肝脏等是维生素 A 的最好来源；植物性食品如番茄、胡萝卜、辣椒、红薯、空心菜、苋菜等蔬菜及香蕉、柿子和桃等水果，可提供丰富的胡萝卜素。婴儿食品可适量地强化维生素 A。

服用维生素 A 补充剂应遵医嘱，以防维生素 A 在体内蓄积而中毒。

2. 坏血病

坏血病是由于食物中缺乏维生素 C 而引起的，表现为毛细血管脆性增加，牙龈肿胀与出血，牙齿松动、脱落，严重的还会出现皮下、肌肉和关节出血并形成血肿。婴幼儿往往由于人工喂养而又未注意维生素 C 的供给可造成缺乏，出血症状比成年人严重。

维生素 C 多存在于新鲜蔬菜和水果中，稳定性差，易被氧化。不新鲜的果蔬中含量很低甚至消失；蔬菜中的维生素 C 也极易在烹调过程中因水洗、加热而损失，因此在日常生活中应注意尽力减少维生素 C 的受损程度。此外，还可常饮用强化果汁和强化饮料加以补充，以预防维生素 C 的缺乏。

3. 脚气病

维生素 B_1 严重缺乏会引起伴有体力虚弱的脚气病。成人患病时，首先出现疲倦、乏力、头痛、失眠、食欲不振及其他胃肠道症状，继续发展可有以下不同类型：

① 干性脚气病。主要症状为多发性神经炎，表现为肢端麻痹或功能障碍。

② 湿性脚气病。主要症状是由心力衰竭而引起的水肿。

③ 急性混合型脚气病。既有神经炎，又有心力衰竭。

乳母患脚气病时，所分泌的乳汁中也缺乏维生素 B_1，可导致婴儿患脚气病，严重时可造成婴儿死亡。

碾磨谷类的碾磨精度过高时，可使其中维生素 B_1 损失达 80% 以上。煮粥、煮豆或蒸馒头时，若加入过量的碱，也可造成维生素 B_1 的大量损失。长期食用精白米、精白面及其制品，又不注意补充其他杂粮和多种副食品时，易造成维生素 B_1 缺乏，引起脚气病。

为了防止脚气病的发生，通常应多食粗粮及其制品，以及其他含维生素 B_1 丰富的食品如豆类与豆制品、肉与肉制品、蛋与蛋制品等。

4. 癞皮病

烟酸缺乏会引起癞皮病，该病多发于以玉米为主食的地区。因为玉米中的烟酸为结合型，不能被人体吸收利用，游离型烟酸才能被人体利用。此外，玉米中色氨酸含量也很少，色氨酸在体内可以转变成烟酸。

癞皮病常伴有三个典型症状：腹泻（diarrhea）、皮炎（dermatitis）与痴呆

(dementia)，通常称为"三 D"症。发病前，往往出现食欲不振、消化不良、头痛、失眠等前驱症状。

为预防癞皮病，应合理调配膳食。豆类、大米、小麦及其制品含有丰富的烟酸及色氨酸，而且大部分为游离型，可为人体所利用。

（五）地方性甲状腺肿与克汀病

碘是参与甲状腺合成的重要元素，甲状腺中含碘量占人体含碘量的 20%。机体所需碘可以从饮水、食物及食盐中获取。这些物质中的含碘量主要取决于当地的生物地质化学状况。一般情况下，远离海洋的内陆山区或不易被海风吹到的地区，其土壤和空气中含碘较少，因而水和食物中的含碘量也不高，很可能成为地方性甲状腺肿高发区。

地方性甲状腺肿主要表现为甲状腺肿大、突眼、高代谢（怕热、心悸、出汗、甲亢、消瘦、腹泻、基础代谢增高），经治疗可获痊愈。成人轻度缺碘将出现疲乏、肌肉无力、黏液分泌过多的症状。

如果胎儿或胎儿出生后前几个月碘的供给极度缺乏，就会发生克汀病，后果将极其严重。克汀病以智力低下和精神发育不全为主要特征，表现为生长发育迟缓、侏儒体型、智力发育明显迟滞、性发育受阻，并具有面方、眼距宽、唇厚、舌方等特征性体征，治疗后疗效不理想。

此外，有些食物如十字花科的白菜、萝卜等，含有抗甲状腺素物质——β-硫代葡萄糖苷，可影响机体对碘的利用。蛋白质不足，钙、锰、氟过高或钴、钼不足对体内甲状腺素的合成也有一定的影响。

预防缺碘性甲状腺肿可经常吃含碘高的海带、紫菜等海产品。内陆山区可以采用碘化钾与食盐按 1：20000 比例制成加碘盐食用，但加碘量不宜过高，否则会引起高碘性甲状腺肿。

（六）克山病

克山病是一种以心肌细胞变性、坏死为特征的地方性心肌病，病因虽然没有完全明了，但我国学者证实缺硒是克山病的一个重要病因。

我国在克山病防治工作中发现，克山病流行区的主粮、学龄儿童的头发、全血中硒含量都低于非流行区。研究还发现，用亚硒酸钠预防克山病可收到良好效果，这说明硒是克山病病区致病的主要水土因素。尽管如此，它并不是唯一因素：因为低硒地区不一定都是克山病区；流行期间不同地区的发硒均值也有所不同；病区新发病人与非病人全血硒浓度无明显差别；高发季节时发硒值无相应下降等，都说明了导致克山病流行的因素中，除低硒为其共同必需因素外，尚有其他因素作用，有待进一步研究探讨。

人体摄入的硒几乎全部来自食物。海产品、动物肾、肉、大米与其他谷类含硒量较高，蔬菜和水果通常含硒量较低。有资料表明，食品的精制程度越高，含硒量越少。为了预防克山病，也可食用以亚硒酸钠、硒酸钠、富硒酵母、硒化卡拉胶等强化的营养强化食品。

二、与营养相关的慢性病

（一）肥胖

体重超过标准体重 10% 为超重，超过 20% 为肥胖，超过 40% 为过度肥胖。目前肥胖已是世界范围内的营养性疾病，尤其近 20 年，发病率明显升高，甚至在发展中国家，肥胖的发生也呈上升趋势。

引起肥胖的因素有多种，但最主要的原因是机体摄入的热量多于消耗的热量，剩余的热量转变成体内脂肪而储存，并使体重增加。

正常人体的脂肪合成大部分在婴儿期到青春期之间。合成的脂肪细胞组成了人体脂肪组织，分布于皮下和脏器周围，分别称为皮下脂肪和脏器脂肪，具有保持体温、储存能量和保护脏器免遭外界冲撞而受伤的功能。成年中等程度的肥胖，往往只是脂肪细胞的体积增大，脂肪细胞数量并不增加；成年过度肥胖或儿时开始肥胖，不仅脂肪细胞体积增大，脂肪细胞数量也会增加。若肥胖者的脂肪分布于身体上部或腹部，即过多体重主要分布于内脏周围，称为男性型肥胖；若肥胖者的脂肪分布于臀部与大腿，即过多体重主要分布于皮下，称为女性型肥胖。

判断脏器脂肪和皮下脂肪的量，一般情况下多采用"腰围/臀围"比进行评判，如果该比例男性大于 1.0，女性大于 0.8，都可以认为体内有过多脏器脂肪储存。

成人理想体重计算如下：

男性　标准体重(kg)＝身高(cm)－105

女性　标准体重(kg)＝身高(cm)－100

目前国际上多用身体质量指数作为衡量体重及健康状况的标准，见表 5-10。身体质量指数（BMI）的计算公式为：

$$BMI＝体重(kg)/身高的平方(m^2)$$

婴儿和儿童的标准体重可作如下计算：

1～6 个月　标准体重(g)＝出生体重(g)＋月龄×600

7～12 个月　标准体重(g)＝出生体重(g)＋月龄×500

1 岁以上　标准体重(kg)＝年龄×2＋8

表 5-10　不同 BMI 与健康的关系

BMI 范围	性　质
＜20	体重不足
20～25	理想体重
25～30	轻微超重
＞30	严重超重或肥胖

肥胖虽不会直接导致死亡，但因肥胖引起的某些疾病却威胁着人类的生命。多年的研究证明，高血压、冠心病、脑卒中、糖尿病、某些癌症（乳腺癌、肠癌）、呼吸功能低下、关节炎及胆结石等的发病均与肥胖成正比，其中真正的危

险因素是脂肪细胞体积增大、脏器脂肪储存过多（男性型肥胖）。

预防肥胖、控制体重的有效措施是调节能量的摄入，尽量保持膳食平衡，或加强体育锻炼，使摄入的能量与消耗的能量基本平衡，维持正常体重。据报告，出生后的第一年是人体脂肪细胞合成的敏感期，而且所形成的细胞长久不消失。一个从婴儿期便开始肥胖的成年人，若要减轻体重是很困难的。另有报告，大约 1/3 的肥胖成年人其肥胖是从儿童时期开始的。由此可见：预防肥胖应从儿童时期开始。

（二）冠心病

冠心病发生的根本原因是心肌冠状动脉血管壁受到氧化损伤，形成硬化斑，导致动脉血管变窄、血液流动受阻。如果这种损伤形成了溃疡面（即表面形成粥样溃烂）就是所谓的粥样硬化。粥样硬化的表面因出血而极易形成血栓，使血流受阻程度进一步加重，甚至完全堵塞血管。

引起动脉粥样硬化的主要因素是血胆固醇水平过高，尤其是低密度脂蛋白（LDL），它是一种运载胆固醇进入外周组织细胞的脂蛋白颗粒，可被氧化成氧化低密度脂蛋白，当巨噬细胞吞噬了氧化低密度脂蛋白，便形成斑块沉积于动脉壁。与 LDL 相反的是高密度脂蛋白（HDL），它是携带胆固醇反向运转的脂蛋白颗粒，是将外周组织中的胆固醇运转至肝脏和排出体外的唯一工具，也是人体排出胆固醇的唯一途径，因此，HDL 与动脉粥样硬化发生的危险成负相关。

冠心病的发生与饮食有着密不可分的联系，确切地说与膳食中的胆固醇含量以及脂肪酸的质与量有直接关系。

通常认为，食入饱和脂肪酸会使血胆固醇水平升高，但并非所有的饱和脂肪酸都绝对如此。研究证明，只有豆蔻酸、月桂酸和棕榈酸具有升高血脂的作用，而短链饱和脂肪酸（6～10 个碳原子）和碳链更长一些的饱和脂肪酸，如硬脂酸，对血胆固醇的影响却很小。据推测，硬脂酸被摄入后可迅速转化成油酸，这可能是对血胆固醇影响不大的原因。

不饱和脂肪酸在人体内具有降低血脂的作用。从单不饱和脂肪酸分离出的 LDL 对氧化作用敏感性较低，这可能是因为双键少的缘故。多不饱和脂肪酸中 n-3 和 n-6 脂肪酸都具有降低血胆固醇的作用。此外，n-3 脂肪酸还具有降低血甘油三酯水平、降低血小板凝聚率和降血压作用，对防止动脉硬化有益。

此外，维生素 C、维生素 E、胡萝卜素、黄酮类、非淀粉多糖（膳食纤维）等，都具有降低血胆固醇的功能。其中，维生素 C、维生素 E 和胡萝卜素是抗氧化剂，可防止氧化 LDL 的形成，延缓动脉粥样硬化的进程；非淀粉多糖则能与肠道内胆固醇结合，使胆固醇重吸收减少，从而降低血胆固醇水平。

膳食中胆固醇含量高，则会使血胆固醇浓度升高。目前我国 DRI（膳食营养素参考摄入量）规定，对于健康成年人而言，每日脂肪摄入量应少于总能量的 30%，饱和脂肪酸的量应少于总能量的 10%，单不饱和脂肪酸与多不饱和脂肪酸各占总能量的 10%，n-6 与 n-3 脂肪酸的比例为（4～6）∶1，胆固醇摄入量应少于

300mg/d。

(三) 高血压

高血压可分为原发性和继发性两类。大部分患者属于原发性高血压，即未见有明显发病因素，血压升高的主要原因是由于体内控制液体和电解质平衡的机制发生紊乱。因其他的功能紊乱，如妇女妊娠、肾病等原因引起的高血压，称作继发性高血压。

高血压的发生很大程度上取决于遗传基因，且多见于糖尿病患者、肥胖者和酗酒者。随年龄的增高，危险性也会增加。

单纯因过多食用膳食中的某些成分，如食盐、饱和脂肪酸、低钾、低钙等是否引发高血压仍有争议，但是，对于高血压高危险患病人群和已被诊断为高血压的病人而言，食盐摄入量高是一个很关键的促发因素。目前，大家普遍认为，高能量、高脂肪和高钠、低钾的膳食与高血压的发生密切相关；酒精摄入过多，也可导致高血压的发生。

限制酒精摄入和减轻体重，都可使过高的血压有所下降。实验证明，高血压患者血压的显著降低可归功于体重的减轻，所以血压恢复正常的第一步是应调整体重。

第五节 营养配餐

平衡膳食、合理营养是健康饮食的核心。营养配餐是实现平衡膳食、合理营养的有效途径。

营养配餐，就是按人们身体的需要，根据食物中各种营养物质的含量，设计1天、1周或1个月的食谱，使人体摄入的蛋白质、脂肪、碳水化合物、维生素和矿物质等几大营养素比例合理，也就是达到平衡膳食。

营养配餐是实现平衡膳食的一种措施，平衡膳食的原则通过食谱才能得以表达，充分体现其实际意义。

一、营养食谱的编制

(一) 食谱的定义与组成

食谱是膳食的食物调配与烹调方法的汇总，包括食物的调配与烹调方法和每日每餐主食和菜肴的名称与数量。在营养配餐中多采用常用菜单和营养食谱两个术语。

餐馆的常用菜单是根据实际条件和营养要求制定出的供选用的各种饭菜，它是制定营养食谱的预选内容，是营养食谱的基础。而营养食谱则是调配膳食的应用食谱。

（二）编制食谱的目的和意义

通过编制营养食谱，将平衡膳食的原则落实到用膳者的每日膳食中，使他们能按需要摄入足够的能量和各种营养素，同时又防止营养素或能量的过高摄入。

编制食谱可有计划地调配膳食，保证膳食的多样化与合理化，也可指导管理人员结合当地食物的品种、生产季节、经济条件和厨房烹调水平，合理选择各类食物，有计划地管理食堂膳食和家庭膳食，达到平衡膳食，并且有利于成本核算。

（三）食谱的编制原则

1. 保证营养平衡

按照《中国居民膳食指南》和《中国居民膳食营养素参考摄入量》的要求，膳食的食物要合理搭配，能满足人体需要的能量、蛋白质、脂肪以及各种矿物质和维生素，且各营养素之间的比例要适宜，达到平衡膳食。

2. 照顾饮食习惯，注意饭菜的口味

饭菜的适口性是膳食调配的重要原则，重要性并不低于营养。因为就餐者对食物的直接感受首先是适口性，然后才能体现营养效能。只有首先引起食欲，让就餐者喜爱富有营养的饭菜，并且能吃进足够的量，才有可能发挥预期的营养效能。

（1）讲究色、香、味、形　饭菜是否适口，很大程度上取决于其感官性状。饭菜美好的外形、鲜明丰富的色彩，加上器皿的和谐，可以先声夺人，使人们在进食前就预感到饭菜的美味，诱导食欲的产生；香气刺激嗅觉，紧随着形象与颜色而来，有些时候，香气先于菜肴的形、色出现；味道和触觉是饭菜的滋味和口感，是更为直接的感官刺激，滋味和口感美好，可使食欲大增，消化能力提高。反之，饭菜的滋味和口感差，会导致食欲下降，进食情绪差，甚至难以接受。滋味、口感美好，可以弥补其他感官性状的不足。

（2）口味丰富多样　中国饭菜的烹调以选料考究、配料严谨、刀工精细、调味独特、善控火候、技法多变而见长。各种菜系、菜式的调味基调，都离不开清香和浓香两种，千菜百味，都从这两个基调演变而来。因此地方菜系既有个性，又有共性。要做到饭菜适口，既要发扬传统饭菜的优点和地方菜系的特色，又要学习新的加工技法，选用经济实惠、美味可口、富有营养的其他菜系饭菜，不断丰富饭菜的品种与风味，引导就餐人员享用多种风味的食品。

（3）因人而异，灵活施膳　就餐人员的职业、年龄、性别、籍贯以及生活习惯等，都不同程度地影响着他们的口味。环境、季节的改变，也会影响就餐人员的口味要求。对于不同的就餐人员，要适当兼顾其饮食习惯与口味嗜好，满足其消费要求。

3. 强调食物的多样化

食物多样化是膳食调配的重要原则，也是实现合理营养的前提和饭菜适口的基础。在营养配餐过程中，要就地选用多样化的食物品种，并合理搭配，向就餐者提供花色品种繁多、营养平衡的膳食。

（1）多品种选用食物　根据调制饭菜口味的需要，每日膳食中选用的食物品种应达到五大类、18种以上。其中应包括3种以上的粮食类食物（含薯类），3种以上的动物性食物（包括肉、禽、乳、蛋、鱼类），6种以上的蔬菜（包括根、茎、叶、花、果菜）和蕈类藻类，2种以上的水果类食物（包括坚果类），2种大豆及其制品，2种食用植物油脂等。

（2）食物搭配科学合理　不同营养特点、不同性质、不同口味的食物搭配，主料与配料的搭配，主食与副食的搭配，不同餐次间的搭配，以及在几天至一周内的饭菜搭配都十分重要。

首先，主食要注意细粮与粗粮、谷类与薯类的搭配，副食要注意荤素搭配。其次，要根据不同的食物性质（营养、口味、软硬、外形）确定搭配形式与制作方法。

主副食混合搭配，集粮食与肉、菜类于一体，是常用的配餐方式。如炒饭、包子、饺子、馅饼、面条、米粉等。配制这类饭菜时，在米、面外要配以足够的肉和菜，方能使营养平衡，否则副食部分往往不足。

4. 考虑季节和市场供应情况，兼顾经济条件

按季节及市场食物的变动情况和膳食消费水平，尽可能以分量少、品种多的方式调配食物。每餐食物与就餐人员的食量适宜，避免不必要的浪费。就餐人员的食物消费标准必须为就餐人员的经济能力所能承受。选择食物时应该从食物的营养价值出发，兼顾价格与口味习惯，做出科学、经济的选择，降低食用成本。

5. 膳食制度要合理

根据进餐人员的体力活动强度和生活规律安排进餐的次数和时间。应将全天的食物适当地分配到各餐中去。每餐要努力做到既有饱腹感，又有舒适感。营养物质各餐分配也要恰当，不可一餐过多、一餐过少，或者1周食谱中前5天清淡、后2天丰盛。

（四）营养食谱的计算方法

1. 能量需要量的计算方法

能量需要量的计算方法分为两种。一种是根据人的身高、体重及体成分情况来推算，另一种是通过能量供给量快速查看表查知。

（1）能量需要量推算法　根据成人的身高，计算其标准体重。公式为：

$$标准体重(kg) = 身高(cm) - 105$$

根据人的体质指数确定其胖瘦。公式为：

$$体质指数(kg/m^2) = 实际体重(kg)/身高的平方(m^2)$$

中国人的体质指数在 18.5～23 之间为正常，小于 18.5 属于消瘦，大于 23 属超重，25～30 属肥胖，大于 30 属极度肥胖。

了解就餐对象体力活动及其胖瘦情况，根据成人日能量供给量表（表 5-11）确定能量供给量。公式为：

全日能量供给量(kcal)＝标准体重(kg)×单位标准体重能量需要量(kcal/kg)

表 5-11　成年人每日能量供给量　　　　　　　　　　　　kcal/kg

体　型	体力活动量			
	极轻体力活动	轻体力活动	中体力活动	重体力活动
消瘦	30	35	40	40～45
正常	20～25	30	35	40
肥胖	15～20	20～25	30	35

注：年龄超过 50 岁者，每增加 10 岁，比规定值酌减 10% 左右。

例 1　某就餐者 40 岁，身高 176cm，体重 66kg，从事中等体力活动，求其每日所需能量。

解　标准体重＝176－105＝71（kg）

体质指数＝66/(1.76×1.76)＝21.3（kcal/kg）

查表 5-11 知正常体重、中体力活动者单位标准体重能量供给量为 35kcal/kg，因此：

总能量＝71×35＝2485（kcal）

（2）查表法确定能量需要量　从能量供给量快速查看表可以直接查出各个年龄段不同人群的能量需要量，如中等体力劳动者每日需要 2600kcal 的能量（表5-11）。集体供餐对象的能量需要量（表 5-12）也应根据查表得来的数据进行计算。

表 5-12　能量供给量快速查看表

就餐对象(范围)	全日能量/kcal	早餐能量/kcal	午餐能量/kcal	晚餐能量/kcal
学龄前儿童	1300	390	520	390
1～3 年级	1800	540	720	540
4～6 年级	2100	630	840	630
初中学生	2400	720	960	720
高中学生	2800	840	1120	840
脑力劳动者	2400	720	960	720
中等体力活动者	2600	780	1040	780
重体力活动者	＞3000	＞900	＞1200	＞900

注：表中能量供给量为就餐对象各段平均值。

例 2　根据能量供应量快速查看表计算 6～8 岁（1～3 年级）小学生的日能量供给量。

解　查表 5-12 得：6～8 岁小学生的平均日能量供给量为 1800kcal。

根据此表可计算出该人群的全日能量供给量。

2. 主要营养素的计算方法

(1) 计算每餐能量需要量　我国居民的饮食习惯于一日三餐，三餐能量合适的分配比例为：早餐占 30%、午餐占 40%、晚餐占 30%，可将全日能量需要量按此比例进行分配。

例 3　已知某脑力劳动者每日需要 2400kcal 的能量，求其早、午、晚三餐各需要摄入多少能量？

解　早餐　2400kcal×30%＝720kcal

午餐　2400kcal×40%＝960kcal

晚餐　2400kcal×30%＝720kcal

(2) 计算三类产能营养素每餐应提供的能量　三类产能营养素占总能量的比例为：蛋白质占 12%～15%、脂肪占 20%～30%、碳水化合物占 55%～65%（若取中等值计算则蛋白质占 15%、脂肪占 25%、碳水化合物占 60%），据此可求得三类产能营养素在各餐中的能量供给量。

或根据用餐者的营养需要（针对其年龄、性别、劳动强度确定）和本地实际生活水平，调整上述三类产能营养素占总能量的比例。

例 4　已知某人早餐摄入能量 3.012MJ(720kcal)，午餐 4.016MJ(960kcal)，晚餐 3.012MJ(720kcal)，求三类产能营养素每餐各应提供多少能量？

解　早餐：蛋白质 3.012MJ(720kcal)×15%＝0.1458MJ（108kcal）

脂肪　3.012MJ（720kcal）×25%＝0.753MJ（180kcal）

碳水化合物　3.012MJ（720kcal）×60%＝1.8072MJ（432kcal）

午餐：蛋白质 4.016MJ（960kcal）×15%＝0.6024MJ（144kcal）

脂肪 4.016MJ（960kcal）×25%＝1.004MJ（240kcal）

碳水化合物 4.016MJ（960kcal）×60%＝2.4096MJ（576kcal）

晚餐：蛋白质 3.012MJ(720kcal)×15%＝0.4518MJ（108kcal）

脂肪 3.012MJ(720kcal)×25%＝0.753MJ（108kcal）

碳水化合物 3.012MJ(720kcal)×60%＝1.807MJ（432kcal）

(3) 计算三类产能营养素每餐需要量　根据三类产能营养素的能量供给量及其能量系数，可求出三餐中蛋白质、脂肪、碳水化合物的需要量。蛋白质的产能系数为 16.7kJ/g（约 4kcal/g），脂肪的产能系数为 37.6kJ/g（约 9kcal/g），碳水化合物的产能系数为 16.7kJ/g（约 4kcal/g）。

例 5　已知，根据例 4 计算结果求三类产能营养素每餐的需要量。

解　早餐：蛋白质　0.4518MJ÷16.7kJ/g＝27.0g

（108kcal÷4kcal/g＝27.0g）

脂肪　0.753MJ÷37.6kJ/g＝20.0g

（108kcal÷9kcal/g＝20.0g）

碳水化合物　1.8072MJ÷16.7kJ/g＝108.2g

$$(432kcal \div 4kcal/g = 108.0g)$$

以此类推，计算出午餐蛋白质需 36.0g，脂肪 26.67g，碳水化合物 144.0g；晚餐蛋白质为 27.0g，脂肪 20.0g，碳水化合物 108.0g。

3. 一日主副食的种类和数量的确定

根据以上计算的各种供能营养素摄入量，参考每日维生素、矿物质摄入量，大致选定一日食物的种类，通过查阅常见食物营养成分表，换算出各类食物的数量。先确定以提供热量营养素为主的食物数量，如谷类、肉、蛋、油脂等，再确定蔬菜、水果等以提供维生素、矿物质、膳食纤维为主的食物数量。

（五）营养食谱的评价

膳食中各营养素含量占参考摄入量（DRI）标准的百分比是每日膳食食谱营养价值评价的主要依据。在各种营养素中，能量摄入量与人的需要量差别不大，故在评价膳食时，首先考虑能量。一般能量摄取量为推荐摄入量的 90％以上可认为正常，低于 90％即为摄入不足。其他营养素摄取量如在参考摄入量的 80％以上，一般可保证大多数人不致发生营养素缺乏；长期低于这个水平可能使一部分营养素在人体内储存降低，有的甚至出现营养缺乏症状；低于 60％则可认为营养素的严重不足。

因此，在对每日膳食食谱进行营养评价时，需要算出各种营养素摄取量占参考摄入量标准的比例。如低于摄入量标准的 20％以上，则需修改食谱或补充加餐。

二、食物的合理烹饪

（一）合理烹饪的概念

食品经过烹饪处理，可以杀菌并增进食品的色、香、味，使之味美且容易消化吸收，提高其中的营养素在人体的利用率；但在加工烹饪过程中，食品中的某些营养素会遭到破坏，因此在烹饪过程中要尽量利用其有利因素以提高营养、促进消化吸收，另一方面要控制不利因素，尽量减少营养素的损失。

合理烹饪就是最大限度的利用食品中原有的营养素。它有以下四点要求：

① 采用恰当的原料组合、适当的工艺手段，以提高膳食中营养素的消化吸收率。

② 去除原料的膻腥味道，使食品具有良好的感觉性状，色、香、味、形俱佳。

③ 尽量减少烹调过程中营养素的损失，提高营养素的保存率。

④ 杀灭原料中的微生物和寄生虫卵，达到消毒的目的。

合理烹调时，还应注重各类食物的选择与科学搭配，注意食物之间的互补或禁忌关系，充分利用各种营养素，减少各类有害物质的生成。

（二）各种烹饪方法对营养素的影响

（1）煮　煮与烧都是以较多的汤汁作为传热介质的烹调方法。原料一般要经过初步熟处理，先用大火烧开，再用小火煮熟，所以汤汁中有相当多的水溶性物质（如维生素 B_1、维生素 C 及无机盐如钙、磷等）。碳水化合物、蛋白质在加热过程中会发生部分水解，而脂肪则无显著变化。但煮沸时间的长短、煮沸前原料的处理方法对营养素的损失也有影响。

（2）蒸 蒸制是以水蒸气为传热介质的烹调方法。由于原料与水蒸气基本上处于同一密闭环境内，原料是在饱和热蒸汽中成熟的，所以可溶性物质损失较少，但由于需要较长的烹调时间，故维生素 C 的损失有所增加。

（3）炖、焖 炖、焖是以水为传热介质的烹调方法。原料体积较大，一般采用小火或微火，所以烹制时间较长，因而汤中含有大量可溶性物质。

此外，因使用的温度较低，原料中蛋白质的变性温和，部分蛋白质分解为氨基酸等物质溶于汤中，使汤味道鲜美而富有营养；脂肪组织中的脂肪酸可与其他化学成分发生反应，生成多种香味物质，如酯、醇等；可溶性无机盐随原料在烹调过程中的受热变性、失水收缩而溢出、流失。若把炖、焖后的汤液用来做调味剂或汤，就能有效避免汤液中营养素的损失。但是，炖、焖易使原料中的维生素 C、维生素 B_1 等遭受破坏、损失。

（4）炒、爆、熘 采用炒、爆、熘制作的菜肴，都是以油作传热介质。除植物性原料外，一般先挂糊或上浆，然后用旺火、热油使菜肴速成，保持菜肴滑嫩香脆的特点。

由于操作迅速，加热时间很短，水分及其他营养素不易流失，所以营养素的损失较少。绿叶蔬菜中含有大量的胡萝卜素，直接食用吸收率较低，但用油烹制后能增加其吸收率。

（5）炸 炸是旺火加热，以大量食油为传热介质的烹调方法。油温较高，原料挂糊与否及油温高低可使炸制品获得多种不同的质感。油炸操作应尽量避免油温过高，油炸时间过长。

如果原料初步处理后不经挂糊就投入油锅，在炸制过程中原料的水分迅速汽化，成品具有酥、脆的特点，如干炸鱼、炸麻花等。在此过程中，所有营养素都有不同程度的损失，蛋白质、脂肪因高温油炸发生一系列反应，使营养价值降低。对于蔬菜来说，油炸要比沸煮损失的维生素多一些，炸熟的肉会损失 B 族维生素。

如果原料初步处理后经挂糊或上浆再下油锅，糊、浆在热油中很快形成一层脆性的保护层，使原料不与热油直接接触，原料中的蛋白质、维生素损失减少，同时防止了内部水的汽化，而原料所含的汁液、鲜味不容易外溢，形成外层酥脆、内部软嫩的质感，别有风味，如软炸鸡块、香酥鸭子等。

（6）烤 烤制是利用热辐射和热空气的对流传热，把热源产生的热量传递给原料的烹调方法。除了微波加热外，热量传递的顺序一般是由表及里，因此原料表面首先获得热量，表面的水分受热汽化蒸发，导致表面失水。也就是说，在烤制的时候，原料内部的水分尚未传至表面，表层因蛋白质变性就已形成一层薄膜，或淀粉糊化后又失水形成一层硬壳（如烤面包），因此原料中的水分很难再向外蒸发，导致烤制品表皮水分含量低、内部水分含量高的特点。

若以柴、炭、煤或煤气为燃料在明火上直接烤原料，因烤制时间较长，维生素A、维生素B、维生素C的损失较大，同时脂肪也有一定程度的损失，另外，还会产生致癌物质3,4-苯并芘。

(7) 熏　熏制品也有类似烤制品的特点，熏制食物的表面有适度的焦皮，具有独特的风味，但鱼、肉等经熏制以后，会产生一些对人有害的物质如3,4-苯并芘等，维生素C的损失特别大。

(8) 卤　卤能使食品中的维生素和部分矿物质溶于卤汁中，只有部分遭到损失。

(9) 煎　煎是将小量油布遍锅底作为传热介质的烹调方法。一般是把原料做成扁形或厚片形，两面都要先用小火煎成金黄色，制作时火力不大，且原料大多经过挂糊处理，所以营养素损失不多。

（三）各类食物的合理烹调

1. 面食的加工与烹调

面粉常用的加工方法有蒸、煮、炸、烙、烤等，制作方法不同，营养素损失程度也不同。一般蒸馒头、包子、烙饼时营养素损失较少；煮面条、饺子等时维生素B_1（可损失49%）、维生素B_2（可损失57%）和烟酸（可损失22%）等可随面汤丢弃。所以，做面食时要尽量用蒸、烙，少用油炸、煎、烤的方法；不加碱或少加碱，尽量用酵母发面；煮面条、水饺时，应尽量把汤利用起来，尽量减少维生素的损失。

2. 米类的烹调

米类加工前的淘洗可损失较多水溶性营养素，如大米经一般淘洗后，维生素B_1可损失40%～60%，维生素B_2和烟酸可损失23%～25%，而且，洗的次数越多、水温越高、浸泡时间越长，营养素的损失也越多。所以，淘米时要根据米的清洁程度适当洗，尽量用冷水或微温的水，不要用流水冲洗或开水烫洗，更不要用力搓洗。

做米饭应用原汤蒸饭或焖饭，丢弃米汤，营养素损失最多，除维生素B_1、维生素B_2和烟酸可分别损失50%、67%和76%外，还可失掉部分矿物质。另外要注意，煮粥不宜加碱。

3. 肉类和鱼类的烹调

烹调肉类食品，常用红烧、清炖、蒸、炸、快炒等方法。其中，红烧、清炖时维生素B_1损失可多达60%～65%，蒸、油炸时可损失45%，快炒仅损失13%。肉类中的维生素B_2，清蒸丸子时可损失87%，红烧、清炖肉块时可损失40%，快炒肉丝仅损失20%。

因此，肉类食品应尽量用急火快炒，如果稍加点芡粉，既可减少维生素的损失，又能保持肉质鲜嫩；油炸时，油温宜控制在 150～180℃，以防油温过高而产生毒素；清炖时用冷水，使水溶性维生素及矿物质溶于汤中；熬骨头汤时可适量加一些醋，增加汤的风味，促进骨钙中钙的溶解。

肉类在烧烤过程中可产生致癌作用较强的 3,4-苯并芘，故少吃烧烤食物为宜。食用蒸、煮、清炖的肉类或鱼类食物时，最好连汁带汤一起吃掉。

4. 鸡蛋的烹调

蒸、煮、炒时，营养素的损失都比较少，炸鸡蛋维生素损失较多。

5. 蔬菜的烹调

蔬菜是维生素 C、胡萝卜素和矿物质的主要来源。浸泡可使 B 族维生素、维生素 C 损失；在切菜过程中，也会损失部分维生素 C。所以，洗菜时要用流水冲洗，不可在水中浸泡，要先洗后切，不要切的太碎，必要时可在淘洗水中加些食盐，以降低水中的溶解氧，减少维生素 C 的损失。

应尽量选用新鲜蔬菜，提倡生食。生拌蔬菜可大大减少维生素 C 的破坏，如黄瓜、萝卜、地瓜等，能生吃尽量生吃，或制作凉拌菜。凉拌时，可调入蒜、米醋，起到调味和消毒的双重作用。

做汤或焯菜时要等水开了再把菜放入，且不要过分挤去水分；炒菜最宜旺火急炒，不要加碱，加盐也不宜过早，不要使用铜器、铝器，避免回锅加热，要现做现吃。

为了能够提高膳食的质量，我们必须充分重视烹饪方法的科学性和合理性，使日常膳食不仅能提供丰富的营养、促进人体健康，而且还能给人以美的享受。

复 习 题

1. 何谓合理营养？如何理解合理营养？

2. 什么是平衡膳食？它有哪些要求？

3. 什么叫膳食结构？膳食类型有哪些？各有什么特点？

4. 谈谈我国居民膳食营养现状。

5. 膳食指南是什么？简述我国居民的膳食指南。

6. 居民膳食宝塔使用时应注意哪些问题？

7. 青少年的膳食营养特点是什么？老年人呢？

8. 简述营养不良对人类健康的危害。

9. 如何预防肥胖与高血压？

10. 营养配餐的原则有哪些？

11. 如何编制营养食谱？试编制自己 1 周的营养食谱。

12. 如何减少食物在烹调中的营养素损失？

第六章　人体健康与保健食品

第一节　人体健康的基本概念

一、健康的概念及标准

健康是人类最宝贵的财富，是成就事业和生活幸福的前提和基础。然而什么是健康，并不是每个人都能够正确理解的。人们通常认为"身体没有病、不虚弱，就是健康"。随着社会的发展和生活水平的提高，人们的健康观念发生了根本的变化。那么，究竟什么是健康呢？

（一）健康的概念及其发展

1. 健康概念的发展

1948 年，世界卫生组织（WHO）在《世界卫生组织宪章》中提出，"健康不仅是没有疾病和衰弱，也是保持体格方面、精神方面和社会方面的完美状态。"

1978 年，国际初级卫生保健大会在《阿拉木图宣言》中再次重申，"健康不仅是疾病体弱的匿迹，而且也是身心健康、社会幸福的完美状态。"这个概念强调了心理、社会因素对人体健康的影响。所谓生理完美状态，是指身体各系统无疾病；而心理社会方面的完美状态是指一种持续的、积极的内心体验，良好的社会适应能力，能有效地发挥个人的身心潜能和社会功能。

1990 年，世界卫生组织（WHO）又把道德修养纳入了健康的范畴。健康不仅涉及人的体能方面，也涉及人的精神方面。健康不仅仅是指没有生病或者体质健壮，还涵盖了心理、社会及道德健康。这是一个整体的、积极向上的健康观。

2. 健康的概念

世界卫生组织（WHO）提出了四位一体的健康新概念。所谓健康，就是指在生理、心理、道德及社会适应等方面完全处于良好的状态，而不仅仅是没有疾病或虚弱。也就是说，健康包括四个方面的内容，分别是生理健康、心理健康、道德健康和社会适应健康，它们共同构成了健康的整体概念。

生理健康是健康的基础，主要指人体结构完整、生理功能正常；心理健康也很重要，主要指具有同情心与爱心、情绪稳定、具有责任心和自信心、热爱生活、和睦相处、善于交往、有较强的社会适应能力、知足常乐；所谓道德健康，是指能够依照社会道德行为准则来约束自己的思想和行为，有辨别真伪、善恶、美丑、荣辱的是非观念和能力；社会适应健康，是指对环境、工作的适应情况。

（二）健康的标准

世界卫生组织（WHO）根据健康的概念提出了人体健康的十大标准：

① 精力充沛，能从容不迫地担负日常生活和繁重的工作，而不会感到过分紧张和疲劳。

② 处世乐观，态度积极，乐于承担责任，事无大小，不挑剔。

③ 善于休息，睡眠好。

④ 应变能力强，能适应外界环境中的各种变化。

⑤ 能抵御一般感冒和传染病。

⑥ 体重适中，身体匀称，站立时头、肩、臀位置协调。

⑦ 眼睛明亮，反应敏捷，眼睑不发炎。

⑧ 牙齿清洁，无龋齿，不疼痛，牙龈颜色正常，无出血现象。

⑨ 头发有光泽，无头屑。

⑩ 肌肉丰满，皮肤有弹性。

通常，我们把人的健康状态称为第一状态，疾病状态称为第二状态，人的第三种状态就是亚健康状态。据统计，人群中真正健康（第一状态）和患病者（第二状态）不足 2/3，有 1/3 以上的人群处于亚健康状态，如果处理得当，则身体可向健康转化；反之，则患病。在我国，约有 15％的人是健康的，15％的人非健康，70％的人呈亚健康状态。因此，对亚健康状态的研究，是 21 世纪生命科学研究的重要组成部分。

二、亚健康

（一）亚健康的概念及分类

1. 亚健康的概念

亚健康这一提法在国外已有 10 多年的时间，我国是在 1996 年 5 月才提出的。亚健康状态又称次健康状态或第三状态，是一种处于健康与疾病之间的过渡状态或中间状态。

处于亚健康状态时，机体虽然不能被检查出来明显的疾病，但呈现无力、易疲劳、情绪不稳定、失眠等种种不适症状，同时人的免疫功能也将大大降低，而且还往往是一系列疾病的前兆。所以，亚健康并不健康，属于身体机能失调疾病。

2. 亚健康的分类

（1）根据世界卫生组织（WHO）提出的健康新概念分类

① 躯体亚健康。呈现出排除疾病原因的疲劳、虚弱、周身不适和月经周期紊

乱等。

② 心理亚健康。表现为不明原因的脑力疲劳、情感障碍、思维紊乱、恐慌、焦虑、自卑以及神经质、冷漠、孤独、轻率，甚至产生自杀念头等。

③ 社会适应性亚健康。角色错位和不适应是社会适应性亚健康的集中表现。具体表现在难以适应工作、生活、学习等环境，难以协调人际关系等。

④ 道德亚健康。主要表现为世界观、人生观和价值观上存在着明显偏差，有损人害己的倾向。

（2）按照亚健康概念的构成要素分类

① 身心有不适感，但又很难确诊的"不定陈述综合征"。

② 疾病前的状态。

③ 一时难以明确病理的"不明原因综合征"，如更年期综合征、神经衰弱综合征、疲劳综合征等。

④ 某些病原携带状态，如乙肝病原携带者、结核菌携带者、某些病毒携带者等。

⑤ 某些临床检查的高、低限值状态，如血脂、血压、心率等偏高状态和钙、钾、铁等偏低状态等。

⑥ 高致病危险因子状态，如超重、吸烟、过度紧张、血脂异常、血糖、血压偏高等。

（3）按身体的组织结构和系统器官分类 按照身体的组织结构和系统器官进行划分，可分为神经精神系统、心血管系统、消化系统、骨关节系统、泌尿生殖系统、呼吸系统、特殊感官等亚健康状态。

（二）亚健康的成因及危害

1. 亚健康的成因

亚健康有四大起因。

（1）过度紧张，压力太大 研究表明，长时期的紧张和压力对健康有四害：一是引发急慢性应激，直接损害心血管系统和胃肠系统，造成应激性溃疡和血压升高、心率增快、加速血管硬化进程和心血管疾病的发生；二是引发脑应激疲劳和认知功能下降；三是破坏生物钟，影响睡眠质量；四是免疫功能下降，导致恶性肿瘤和感染机会增加。

（2）不良生活方式和习惯 包括饮食不合理，表现为高盐、高脂和高热量饮食等；不良生活方式表现为，大量吸烟和酗酒、睡眠不足、缺少运动等。以上因素都可导致机体失调，也是造成亚健康的最常见原因。

（3）环境污染的不良影响 如水源和空气污染、噪声、微波、电磁波及其他化学、物理因素污染是防不胜防的健康隐性杀手。

（4）不良精神、心理因素刺激 如情绪低落、心理障碍等，这是心理亚健康和躯体亚健康的重要因素之一。

2. 亚健康的危害

调查显示，我国亚健康人群发生率在45％～70％之间，年龄主要集中在35～60岁之间，并且呈现明显的分布特点：中年知识分子、以脑力劳动为主的白领、领导干部、企业家和影视明星是亚健康的高发人群。青少年亚健康问题也日益凸现，老年人亚健康问题复杂多变，特殊职业人员亚健康问题突出。对此，我们必须引起足够的重视，因为亚健康有五大危害：

① 亚健康是多数慢性非传染性疾病的前期状态，如恶性肿瘤、心脑血管疾病和糖尿病等。

② 亚健康状态明显影响生活、学习、工作的效率和质量，甚至危及特殊作业人员的生命安全，如高空作业人员和竞技体育人员等。

③ 心理亚健康易导致精神、心理疾病，甚至造成自杀和家庭伤害。

④ 多数亚健康状态能引起生物钟紊乱，直接影响睡眠质量，加重身心疲劳。

⑤ 严重亚健康可明显影响健康寿命，甚至造成英年早逝、早病和早残。

（三）预防亚健康的措施

"平心、减压、顺钟、增免和改良"是预防亚健康的"十字方针"，认真履行就可以有效预防亚健康状态的发生。

（1）平心　即平衡心理、平静心态、平稳情绪。

（2）减压　即适时缓解过度紧张和压力。

（3）顺钟　即顺应好生物钟，调整好休息和睡眠，千万别透支睡眠。

（4）增免　即通过合理营养、有氧运动等增强自身免疫力。

（5）改良　即通过改变不良生活方式和习惯，从源头上杜绝亚健康状态的发生。

三、保证人体健康的要素

健康是人类生存和发展的基本前提，也是每个人最宝贵的财富，我们必须转变观念，坚持文明健康的生活方式，让健康时刻伴随着我们。

（一）健康的四大基石

人类健康的四大基石是：合理膳食、适量运动、戒烟限酒、心理平衡。

1. 健康的第一大基石——合理膳食

民以食为天，合理的膳食很重要。专家把合理膳食归纳成了"一、二、三、四、五"和"红、黄、绿、白、黑"，共两句话十个字。

① "一"是每天喝一袋牛奶，或一袋酸奶、两袋豆浆，可以补充日常膳食缺乏的钙。

② "二"是指一天吃250～350g碳水化合物，相当于6～8两主食（1两＝

50g)。

③"三"就是三份高蛋白。一份就是一两瘦肉或一个大鸡蛋，或者二两豆腐，或者二两鱼虾，或者三两鸡、鸭，或者半两黄豆，一日三餐各取其中的一样就可以了。

④"四"是四句话，即"有粗有细，不甜不咸，三四五顿，七八分饱"。有粗有细，就是要粗、细粮搭配，每周吃三四次粗粮，如玉米面、老玉米、红薯等；三四五顿是指每天吃的餐数，要少食多餐；七八分饱的意思是说不要每餐都饱，这句话很重要，是公认的最有效的延年益寿的办法，中医有句老话叫"若要身体安，三分饥和寒"就是这个道理。

⑤"五"就是500克蔬菜和水果。常吃新鲜蔬菜和水果，可有效预防癌症的发生。

⑥"红"是一天一个番茄。番茄含有番茄红素，具有抗癌作用，尤其是前列腺癌。但是番茄红素一般和蛋白质结合在一块，只有加热的时候才能出来，所以熟的番茄抗癌作用更好。男性一天一个番茄，前列腺癌可减少45％。

或者每天喝少量红葡萄酒。红葡萄酒不仅能抗衰老，而且还能预防心脏病，并具有降血压、降血脂的功效。

另外，红辣椒能够改善情绪，焦虑的时候可以吃点红辣椒。

⑦"黄"指的是胡萝卜、红薯、玉米等红黄色的蔬菜等。其中含丰富的维生素A，可以增强人体的抵抗力，有利于眼睛的发育和良好视力的维持。

⑧"绿"是绿茶。绿茶富含茶多酚，具有抗癌作用，常喝绿茶能减少肿瘤和动脉硬化。

⑨"白"是燕麦粉、燕麦片。由燕麦粉、燕麦片熬成的燕麦粥，可降胆固醇、降甘油三酯，还能辅助治疗糖尿病，减肥效果也比较好。

⑩"黑"是黑木耳。黑木耳可以降血黏度，进而预防脑血栓、冠心病及老年痴呆症。

2. 健康第二大基石——适量运动

运动对保持健康非常重要。要有健康的身体，适量运动是必不可少的。其中步行最好（步行运动要量力而行），可以减少脂肪肝、冠心病、高血压的发生；其次是打太极拳，对改善神经系统特别有好处。我们可以根据自身的情况任选一种运动方式。

3. 健康第三大基石——戒烟限酒

抽烟有害健康，研究发现，抽烟量每增加1倍，对人体产生的危害就多4倍，如果烟戒不了，最好不超过5支/天，否则危害就会明显增加；酒少量可以，经常过量不仅会引发脂肪肝、肝硬化，而且还会诱发高血压和老年痴呆。

4. 健康第四大基石——心理平衡

心理平衡是健康的一把金钥匙。良好的心理状态不仅能让人保持乐观、积极的生活、工作态度，而且还能增强机体的抗病能力。研究发现，心理状态与疾病的发生关系密切，不良的心理状态下癌症、冠心病、高血压、糖尿病都有可能发生。

因此，健康实际上把握在我们自己手中，不能靠高科技，也不能靠药物。所以有人说，"最好的医生是自己，最好的药物是时间，最好的心情是宁静，最好的运动是步行"。

（二）保证人体健康的要素

保证人体健康有四大要素，分别是积极的心态、充足的睡眠、适当的运动和均衡的营养。

1. 积极的心态

积极乐观的心态非常重要，是达到理想健康的前提条件。凡事向积极的一面看，可以减轻日常生活的紧张、舒缓精神压力，有利于身体健康。例如：人在平静、欢快的情况下，食欲较好，肠胃消化、吸收功能和身体抵抗力相对较强；反之，人沮丧、忧伤、焦躁、愤怒时，往往食欲减弱，容易引起胃肠不适，有碍健康。

2. 充足的睡眠

充足的睡眠是拥有理想健康的保障。睡眠的实质是机体进行自我调节、储蓄能量的过程。睡眠有助于松弛神经、恢复体力。每天保持 8h 的睡眠时间，加上白天适当进行精神放松，对保持身体健康至关重要。

3. 适量的运动

适量的运动是保持身体健康的重要因素。长期坚持适量的运动，可以使人青春永驻、精神焕发。一个好的运动计划应包括有氧运动和无氧运动。

（1）有氧运动　有氧运动是指长时间进行运动（耐力运动），促使心（循环系统）、肺（呼吸系统）得到充分、有效的刺激，以提高心、肺功能并且有利于血液循环。主要包括骑自行车、游泳、慢跑、打羽毛球等。

（2）无氧运动　所谓无氧运动，是指肌肉在"缺氧"状态下的高度剧烈运动，主要由肌肉糖原提供能量。主要包括赛跑、举重、投掷、跳高、跳远、拔河、肌肉训练等。

经常运动，不仅可以强健肌肉、消除多余脂肪、改善心脏和血液循环、加快新陈代谢、改善睡眠质量，而且有助于减轻精神压力和缓解烦躁情绪。

4. 均衡的营养

均衡的营养是人们实现理想健康的关键性因素。营养是生命的源泉，人体只有通过摄取均衡、充足的营养，才能维持生命、保证健康。

食品种类及进食量是评价饮食质量的重要依据。食物缺乏多样性、营养丰富的食品摄取不足及经常吃快餐均易导致营养失衡。

第二节　保健食品

一、保健食品概述

（一）保健食品的概念

保健食品又称功能性食品，是一类能调节人体机能、适用于特定人群食用但不以治疗疾病为目的的特殊食品。资料显示，由于保健食品的应用，大大降低了医疗费用的支出，而降低的这些医疗费用远远高于保健绿色食品的投入费用。

（二）保健食品的特征

1. 保健食品与一般食品、药品的区别

保健食品含有一定量的功效成分，具有特定的功效，适用于特定人群，是用来保健和辅助治疗的；一般食品不具备特定功能，无特定的人群食用范围；而药品是直接用于疾病的治疗、诊断和预防的，药品的作用就是治病救人。三者之间有着明显区别。

2. 保健食品的特征

① 具备食品的基本特征。应无毒无害，符合应有的营养卫生要求。有的保健食品的形式就是传统的食品，如饮料等，也可以是片剂、胶囊等。

② 具有特定的保健功能。这种功能必须是明确的、具体的、有针对性的、经科学验证是肯定的。

③ 适宜于特定的人群　这是保健食品的一大特点。如延缓衰老的保健食品，适宜用于中老年人。我国保健食品的保健功能正朝着满足于各类人群需要的方向发展。

④ 以调节机体功能为主要目的，而不是以治疗疾病为目的。

3. 保健食品的类型

保健食品的产品类型多种多样，有胶囊类、散剂类、片剂类、丸剂类、口服液类和饮料类等。我国保健食品中，主要以胶囊、口服液、冲剂、片剂等类型为主，还有传统食品形态的剂型，如袋泡茶、谷类制品、酒类制品等。适用人群应按自身特点进行选购。据权威机构调查，胶囊、片剂和口服液为三种主要的剂型，分别占产品总数的 56％、17％和 9％。

二、保健食品的功效

（一）保健食品的功能

保健食品的主要功能有三，一是提供营养；二是提供增加人体食欲的色、香、

味、形；三是调节人体机能，这是保健食品最重要的功能。保健食品无论是哪种类型，都是以保健为目的，不能直接用于疾病治疗，不能速效，但长时间服用可以使身心健康。

保健食品除了具有保护机体的正常功能外，在免疫调节、延缓衰老、抗辐射、抑制肿瘤、调节血脂、美容等方面也发挥一定的针对性作用。

（二）保健食品的选用

合理、平衡的日常饮食足以供给给人体所必需的各种营养素，是人生长发育、延年益寿的根本，也是人们养生保健的最佳途径。

我国传统医学强调"虚则补之"，所以保健食品并不是人人吃了都有益，在选用时必须考虑缺什么或补什么，不缺不补，不提倡多多益善。任何营养素过量都会导致机体营养失衡，严重的还会对人体造成危害，所以在食用保健食品时一定要避免盲补、滥补。此外，保健食品的批准证书上都注明了不适宜人群或禁忌，所以要根据服用对象进行谨慎选择。

一般情况下，保健食品不宜长期使用，而且要注意观察服用效果，一旦症状得到了改善，即可停用一段时间，有利于调动机体自身的调节功能。

人处于不同的健康状态，对食品、保健品的要求不同，所以要根据自己的具体情况进行合理的选择。人的健康状态一般呈现健康、疾病潜伏期、生病及病愈康复期四种状态。人处于健康期时，日常食物就能提供足够的营养；生病时，因为保健食品效力较慢，就需要对症吃药；在疾病潜伏期，若能有针对性地摄入能增强机体免疫力的保健食品，往往能达到减轻病情、甚至避免发病的效果；在病愈康复期，适当摄食保健食品，则有助于加快身体的康复。

（三）保健食品的功效成分

任何保健食品都必须标明主要原料和功效成分。食品中的营养功效成分对人体健康有重要的作用，近年来食品中微量功效成分对人体健康的作用日益受到关注，为疾病的预防和治疗提供了新的理念。

1. 保健食品的功效成分及分类

保健食品中的功效成分主要分为以下五类：

（1）类异戊二烯衍生物　包括三萜酸、维生素 E、皂苷、胡萝卜素类、单萜类。

（2）酚类成分　包括类黄酮、多酚类化合物、苯丙基类化合物。

（3）以蛋白质或氨基酸为基础的衍生物　包括异硫氰酯类化合物、酰胺类和辣椒素类成分。

（4）碳水化合物及其衍生物　包括维生素 C、低聚糖、非淀粉性多糖。

（5）多不饱和脂肪酸。

2. 保健食品常用的功效成分简介

权威机构调查表明，我国保健食品应用的功效成分主要有营养素类（包括膳食纤维）、黄酮、皂苷、茶多酚、双歧杆菌、低聚糖等，各有其独特的保健功能。

（1）皂苷　皂苷为糖苷化合物，最为著名的是人参皂苷、绞股蓝皂苷等。皂苷具有多种功效和作用，如人参、绞股蓝、山药等的滋补强壮功能；大枣、酸枣仁、百合等的镇静安眠作用；刺五加、木鳖子的血糖调节作用；甘草、绞股蓝、金盏花、三七的抗溃疡功能；甘草、金盏花等的消炎抗病毒作用；人参、刺五加、黄芪、金盏花等的免疫调节作用；人参、金盏花等的血脂调节作用及柴胡的保肝作用等。大豆皂苷的功能在第三章已有详细介绍。

（2）类黄酮　类黄酮可分为黄酮、黄酮醇、异黄酮、黄烷酮、原花色素、查儿酮等，常与糖结合成糖苷。

① 黄酮。常见的有木樨草素和芹菜素，在高等植物中分布十分普遍。木樨草素主要存在于金银花等植物中，具有抗菌、抗炎、调节血脂、祛痰等多种活性。芹菜素存在于芹菜中，有利尿、调节血压、抗菌、消炎等方面的作用。

② 黄酮醇。在高等植物中分布很广泛，如菠菜、侧柏叶、鱼腥草等植物中的黄酮醇，有调节血糖、抗病毒、抗炎等多方面的作用。银杏中的黄酮醇，具有改善血液循环、调节血脂等方面的作用；槐米、槐花中的黄酮醇有止血、抗炎、强心等作用。

③ 黄烷酮。在橘皮、枳壳、枳实、柠檬等植物中广泛存在，具有解痉挛、升血压、抗溃疡、祛痰抗炎等作用。

④ 异黄酮。异黄酮具有很好的保健功能，目前已经成为国际上广泛注意的热点之一，异黄酮主要分布在豆科植物中，如黄豆、葛根等。异黄酮具有减少骨钙流失、降血压、降血糖、调节血脂、解毒、解酒等作用；此外，某些异黄酮还能发挥类似雌激素的作用，对延缓衰老有积极的作用。

（3）茶多酚　茶多酚主要存在于茶叶中，是花青素、黄酮类成分、酚酸等成分的总称，占茶叶的 10%～20%。在未经发酵的绿茶中含量最高，可达 25%。

茶多酚具有多种生物活性，已经受到越来越多的关注。茶多酚具有很强的抗氧化和清除自由基的作用，能抗衰老；茶多酚能阻断致癌物的形成，能抗肿瘤；此外，茶多酚还具有很好的降血脂作用。

（4）低聚糖　指功能性低聚糖，是短链聚糖，包括低聚果糖、低聚异麦芽糖、低聚木糖等，不能被人体消化液消化，但可被肠道内的有益菌——双歧杆菌消化，是双歧杆菌的增殖因子；此外，功能性低聚糖除低聚龙胆糖外都带有不同程度的甜味，一般甜度相当于蔗糖的 30%～60%，可以作为食品的调味料。功能性低聚糖具有降血脂、调节血糖、预防龋齿和整肠作用。

豆类、洋葱、大蒜、葡萄、洋姜、芦笋、香蕉等食物中含有天然的低聚糖，多食这类食物对健康有益。

（5）活性多糖　是非淀粉类多糖，主要包括真菌多糖和一些天然植物的多糖，其中比较常见的是香菇多糖、膳食纤维等。活性多糖具有提高免疫力、预防肿瘤、降血糖、抗炎和抗衰老等功效。

(6) 多不饱和脂肪酸　多不饱和脂肪酸（PUFA）是一类含有 2 个或 2 个以上双键，且碳原子数为 16～22 的直链脂肪酸，也称多烯脂肪酸。多不饱和脂肪酸依其双键的位置，主要有 n-3 系与 n-6 系两类。n-3 系有 α-亚麻酸、二十碳五烯酸（EPA）及二十二碳六烯酸（DHA），其中的 α-亚麻酸在防治心脑血管疾病和过敏性疾病、延缓人体器官功能衰退、改善记忆、提高视力等方面具有重要的功能；n-6 系有亚油酸、γ-亚麻酸及花生四烯酸，其中研究开发较多的是 γ-亚麻酸，它以降血脂、防治心血管病及湿疹而受到重视。

鱼油是多不饱和脂肪酸的主要来源，其次是植物油、坚果、绿叶植物、藻类及真菌。

(7) 活性肽　活性肽是一类具有生物活性的多肽，是二肽至多肽之间的一类复杂化合物的总称。常见的有谷胱甘肽、降血压肽、酪蛋白磷酸肽等。活性肽具有人体代谢和生理调节功能，易消化吸收，有促进免疫、抗菌、抗病毒、降血脂等作用，食用安全性极高，是当前国际食品界最热门的研究课题和极具发展前景的功能因子。

获取生物活性肽的途径主要有三个，一是从天然生物体内获得，如激素类、酶抑制剂类等；二是通过水解蛋白质产生；三是通过化学方法、酶法、重组 DNA 技术等进行合成。

(8) 免疫球蛋白　免疫球蛋白，简称 Ig，是一类具有抗体活性或化学结构与抗体相似的球蛋白，主要存在于血浆、组织液和外分泌液中。目前已发现的人体免疫球蛋白可分为五类，即免疫球蛋白 G（IgG）、免疫球蛋白 A（IgA）、免疫球蛋白 M（IgM）、免疫球蛋白 D（IgD）和免疫球蛋白 E（IgE），其中 IgG 是最主要的免疫球蛋白。

免疫球蛋白有明显的抗菌、抗毒素和抗病毒的功能，可提高机体的免疫力，增强抗病能力。医药部门所用的免疫球蛋白制品是从免疫血清中提取的，因成本太高而无法应用于保健食品的生产。鸡蛋蛋黄中含有丰富的免疫球蛋白，以蛋黄为原料提取的免疫球蛋白可以显著降低生产成本，产生可观的经济效益。

三、保健食品的管理

我国政府从 1995 年以来相继发布了 20 多项规章、标准及规范性技术要求，对保健食品的定义、使用范围、研制、审批、生产、经营、广告宣传、行政管理和市场监督等，都做出了明确的规定，促使我国保健品行业步入法制化、规范化、现代化的健康发展道路。

(一) 法律、规章及规范性文件和技术规范与技术标准

1. 法律、规章

①《中华人民共和国食品卫生法》，1995 年 10 月 30 日颁布，首次确定了保健

食品的法律地位。

②《保健食品管理办法》，1996 年 3 月 15 日由卫生部发布。

③《保健食品注册管理办法（试行）》，2005 年 4 月 30 日由国家食品药品监督管理局颁布。

2. 规范性文件

为了进一步规范保健食品的生产、销售，保证保健食品的质量，国家食品药品监督管理局还发布了一些主要的规范性文件，包括：

① 关于印发《营养补充剂申报与审批规定（试行）》等 8 个相关规定的通告（国食药监注 [2005] 第 202 号），2005 年 7 月 1 日实施。对营养补充剂、真菌类保健食品、益生菌类保健食品、核酸类保健食品、野生动植物类保健食品、氨基酸螯合物类等保健食品、应用大孔树脂分离纯化工艺生产的保健食品的申报与审批进行了规定。

②《保健食品广告审查暂行规定》（国食药监注 [2005] 第 11 号）等。

由中华人民共和国卫生部发布的相关文件主要有：

①《中华人民共和国食品添加剂卫生管理办法》（卫生部，1993 年 3 月 15 日）。

② 保健食品标示规定（卫法监发 [1999] 第 38 号）。

③ 健康相关产品命名规定（卫法监发 [2001] 第 109 号）。

④ 保健食品良好生产规范审查方法与评价准则（卫法监发 [2003] 第 77 号）等。

3. 技术规范与技术标准

与保健食品相关的技术规范与技术标准主要包括：

① 保健（功能）食品通用标准，GB 16740—1997。

② 保健食品良好生产规范，GB 17405—1998。

③ 保健食品检验与评价技术规范（2003 年版）等。

（二）保健食品管理机构与职责

中国保健食品管理机构包括国家食品药品监督管理局、国家质量监督检验检疫总局、工商行政管理部门、卫生行政部门等。

其中，国家食品药品监督管理局（SFDA）于 2003 年挂牌成立，主要实施保健食品的审批、审查保健品广告，并负责保健食品安全的综合监管、组织协调，依法查处重大事故；国家质量监督检验检疫总局主要负责保健食品生产加工环节的监管；工商行政管理部门负责保健食品流通环节的监管和生产经营营业执照的发放；卫生行政部门负责消费环节的监管和保健食品生产经营许可证的发放。

（三）保健食品的基本要求与评审功能范围

1. 保健食品的基本要求

我国《保健食品管理办法》明确规定，保健食品必须符合下列要求：

① 经必要的动物、人体试验，证明有明确、稳定的保健作用。

② 各种原料及产品必须符合食品卫生要求，对人体不产生任何危害。

③ 配方的组成及用量必须有科学依据，有明确的功效成分。因在现有技术条件下不能明确功效成分的，须标明与保健功能有关的原料名称。

④ 标签、说明书及广告不得宣传疗效作用。

2. 保健食品评审功能范围

国家食品药品监督管理局可对 27 种功能进行审批，每种保健食品最多允许申报 2 项功能。

这 27 项功能分别是辅助增强免疫力、辅助降血脂、辅助降血糖、抗氧化、辅助改善记忆、缓解体力疲劳、缓解肌肉疲劳、促进排铅、清咽、辅助降血压、改善睡眠、促进泌乳抗突变、提高耐缺氧、对辐射危害有辅助保护功能、减肥、改善生长发育、增加骨密度、改善营养型贫血、对化学性肝损伤辅助保护功能、祛痤疮、祛黄褐斑、改善皮肤水分、改善皮肤油性、调节肠道菌群、促进消化、通便、对胃黏膜有辅助保护功能等。

据权威部门统计，截止到 2006 年 11 月份，我国共批准保健食品 9309 种，其中增强免疫力、缓解体力疲劳、辅助降血脂、营养素补充剂、辅助降血糖等五大类保健食品位居前列。

四、营养补充剂

由卫生部批准的保健食品有两大类，一类是营养补充剂，使用时可根据个人的问题和需要，缺什么补什么，不要过量补充，否则可能对身体产生不利影响，甚至引起中毒。另一类是用中药或食品中加入中药制成的传统功能性保健食品，这类保健食品必须经过科学试验，证明其确实对人体有某种保健功能，消费者要根据自身情况慎重选用，不要盲目购买。

(一) 营养补充剂的概念

所谓营养补充剂是指以补充维生素、矿物质而不以提供能量为目的的产品。其作用是补充膳食供给的不足，预防营养缺乏和降低发生某些慢性退行性疾病的危险性。多采用片剂、冲剂、胶囊等形式，诸如鱼肝油、多种维生素和矿物质复合片剂、钙制剂等都属于营养补充品。

通常，人们使用营养补充剂的目的有二，一是进行疾病管理，比如关节出现问题，人们就会选用一些含有矿物质的、对关节有益的营养补充剂；二是进行健康管理，如可以通过选用营养补充剂，达到抗衰老、补充脑力或抗压力等目的。

(二) 营养补充剂的发展与现状

1. 营养补充剂的发展

营养补充剂经历了五个发展阶段，分别是：

（1）第一代营养补充剂　用基本化学元素经简单的加工工艺合成而得。作为药品销售，主要用于治疗营养素缺乏症。纯度低、杂质多，对肝、肾有严重伤害，不宜经常使用。这类产品的特点是便宜，一般药厂均能生产，在市场上很常见。

（2）第二代营养补充剂　加工工艺比较复杂，对品质要求很严格。产品的纯度高、杂质少、副作用很小，可以长期使用，但切忌过量。这类产品的价格较高，十几元到几十元不等。如国外的罗氏维生素和国内的金施尔康、二十一金维他、黄金搭档等。

（3）第三代营养补充剂　在第二代产品的基础上加入了天然植物浓缩素，更利于吸收、利用，安全、无毒副作用，长期大量使用对身体无害。但对病变组织不能达到治本的效果，价格较高，一般在百元以上，如安利的纽崔莱系列产品等。

（4）第四代营养补充剂　是高科技的产物，在第三代产品的基础上加入了高科技手段，更利于吸收、利用。比如矿物质采用螯合的方式、专利的脂溶性维生素或矿物维生素的配方等。如如新、立新世纪的营养补充剂产品等。

（5）最新一代营养补充剂　是营养补充剂的发展趋势，以满足细胞营养的需求为目的，即该产品能保证人体细胞获得所需的营养物质，能够行使细胞功能、修复及再生组织、抵御氧化的侵害等，使细胞处于最佳的营养状况，以预防慢性衰退性疾病。

2. 营养补充剂的发展现状

近年来，营养补充剂一直处于"快速增长时期"，呈现迅猛的发展势头。据不完全统计，它在上海地区的市场占有率从 2002 年的 5％迅速增长到 2004 年的14％，2005 年仅 1～3 月份再度猛增到 24％。业内人士认为，营养补充剂的快速发展是保健品行业的"大势所趋"，它将会是保健品企业新的经济增长点。

目前，中国占据着近三成的亚洲营养补充剂市场份额，同时也是世界上增长速度最快的市场之一。

（三）营养补充剂与传统功能性保健食品

虽然营养补充剂目前是保健食品的"朝阳产业"，但是，传统的功能性保健食品仍然具有不可替代的作用。

营养补充剂和功能性保健品应该相辅相成，营养补充剂是基础，功能性的保健品是提升。只有基础打好了，提升才有意义。人类随着年龄的增长，脏器功能逐渐衰退，会导致机体对基础营养的利用率下降，而无法满足机体的需求；而功能性保健品可通过改善某一方面的机能而避免对身体的伤害。如果我们年轻时就注重各种基础营养素的补充，即使年龄增大，身体内部各脏器的衰退速度也会减缓，而寿命却会相应延长。

复 习 题

1. 什么是健康？如何保持身体健康？
2. 保健食品与普通食品的区别是什么？保健食品的基本特征和要求是什么？
3. 什么是营养补充剂？与传统的功能性食品有什么不同？

附录一　中国营养改善行动计划

一、前言

(1) 食物与营养是人类生存的基本条件，也是反映一个国家经济水平和人民生活质量的重要指标。改革开放以来，随着国民经济的迅速发展，我国食品生产以及人群的营养与健康状况有了较大的改善。1992 年全国营养调查结果表明，我国人均热量日摄入量 2328kcal、蛋白质 68g、脂肪 58g，已达到基本满足人体营养的需要。但是，由于经济发展的不平衡以及人群营养知识的不足，致使我国居民中仍然存在着不可忽视的营养不良问题。

国家统计局 1992 年进行的中国儿童情况抽样调查表明，我国 5 岁儿童体重不足检出率为 10%～20%，生长迟缓检出率平均为 35%，个别贫困地区高达 50% 以上，即全国约有 2160 万儿童体重不足和 4200 万儿童生长迟缓。另外，儿童中因铁、碘、维生素 A、维生素 D 等缺乏造成的营养性疾病也较多。这种状况严重影响儿童的健康和智力的发育，甚至导致儿童死亡率的升高，进而将会影响国民健康水平的提高和经济的发展。

随着经济的发展和居民收入的提高，膳食结构及生活方式发生了变化，营养过剩或不平衡所致的慢性疾病增多，并且成为使人类丧失劳动能力和死亡的重要原因。据卫生部统计，我国每天约有 15000 余人死于慢性病，已占全部死亡的 70% 以上，而且由此造成的经济损失十分惊人。

(2) 人类社会发展的历史证明，膳食结构的变化与经济发展密切相关，是社会经济发展的重要特征。随着国民经济的增长，居民对动物性食品的需要不断增加。中国预防医学科学院对 12 个省（自治区、直辖市）的一项调查表明，1992 年城乡人均谷类和薯类消费与 1982 年相比，分别下降了 10.9% 和 49.4%，而肉、蛋、奶和水产品的消费分别增加了 81.1%、200%、323% 和 97.4%，这种对动物性食品需求的显著增长直接影响到粮食生产和食物消费结构的改变和发展。目前，我国城乡食物消费正处于由温饱型向小康型过渡的时期，这为调整和引导食物生产和消费提供了一个极好的机会。抓住这个机会，制定合理的营养政策，科学调整食物结构，不仅能有效地控制慢性病的发生，而且能正确地引导我国的食物生产，促进我国居民尽快形成合理的食物消费习惯，最终促进经济的发展和社会的进步。

(3) 1992 年 12 月在罗马召开的全球性部长级营养会议通过了《世界营养宣言》和《世界营养行动计划》，包括中国在内的 159 个国家的代表作出承诺，要尽一切努力在 2000 年以前消除饥饿和营养不良。要实现这一目标，尽快改善我国居民的营养状况，特制定《中国营养改善行动计划》。

二、目标

（一）总目标

通过保障食物供给，落实适宜的干预措施，减少饥饿的食物不足，降低热量-蛋白质营养不良的发生率，预防、控制和消除微量营养素缺乏症；通过正确引导食物消费，优化膳食模式，促进健康的生活方式，全面改善居民的营养状况，预防与营养有关的慢性病。

（二）具体目标

（1）全国人均热量日供给量 2600kcal、蛋白质 72g、脂肪 72g。贫困地区人均热量日供给量 2600kcal、蛋白质 67g、脂肪 51g。

（2）孕妇和儿童的缺铁性贫血患病率较 1990 年降低 1/3。

（3）提高 4～6 个月以内婴儿的纯母乳喂养率，到 2000 年，使母乳喂养率以省为单位达到 80%。

（4）5 岁以下儿童中度和重度营养不良患病率较 1990 年降低 50%。

（5）基本消除 5 岁以下儿童维生素 A 缺乏病。

（6）到 2000 年，全国消除碘缺乏病。

（7）减缓与膳食有关的慢性病发病率上升的趋势。

（8）2000 年全国主要农产品产量目标（见附表1）。

附表1　2000 年全国农产品产量目标　　　　　　百万吨

农产品名称	产量	农产品名称	产量
粮食（含大豆）	490～500	水产品	40
大豆	17.8	油料	25
肉类	68	糖料	90～110
禽蛋类	22	蔬菜	260
奶类	8	水果	62

（9）加工食品在食品中的比重由现在的 30% 提高到 40%。

（10）增加生产符合国家标准的富含微量营养素的粮食加工品和营养强化食品。

（11）全民食盐加碘。

三、方针与政策

① 将提高居民的营养水平作为国家长期发展战略的一部分。各级人民政府要在财力、技术和物质方面给予必要的支持，为实现国家目标打好基础。动员社会各方面力量支持营养改善工作，积极争取国际援助，加强国际技术合作与交流，力求实现：减少贫困和消除致贫原因；增加食物的供应量及实现消费量，特别是婴幼儿食品消费量；提高医疗保健服务质量；增加生产能力和促进经济增长。

② 加强部门间的合作。计划、财政、农业、轻工、贸易、卫生、教育、技术

监督、工商行政管理、统计、盐业等部门要密切协作，以确保计划的实施、监测和评估。

③ 进一步加强促进农业发展的政策，以科学引导生产，因地制宜，不断扩大农作物品种，提高产量和质量。在保证市场需求的同时，实施相应的食物生产结构调整政策，大力发展草食家禽，加快发展禽、蛋、奶、牛羊肉的生产、加工，继续提高水产养殖和淡水产品比重，积极而有计划地开发食物新资源。

④ 实行引导消费和鼓励生产相结合的政策，从调整食物生产结构入手，促进食物资源的合理开发利用，同时引导城乡居民适度消费，使生产结构、消费结构和膳食营养结构配套协调。

⑤ 重点解决贫困地区的营养改善问题。在坚持从经济开发入手开展扶贫工作的同时，重视健康及营养问题并将之纳入扶贫计划。在营养改善行动中，应特别注重改善儿童、妇女、残疾人、老年人及低收入人群的营养状况。继续推行控制人口数量、提高人口素质的基本国策，保持人口、环境与食物供给的平衡。

⑥ 加强对《中华人民共和国农业法》、《中华人民共和国传染病防治法》、《中华人民共和国食品卫生法》、《中华人民共和国母婴保健法》和《食盐加碘消除碘缺乏危害管理条例》等与营养相关法律、法规的执行力度，加强预防保健工作，努力降低食源性疾病与水源性疾病的发病率。

⑦ 加强对粮食、肉类、水果、蔬菜等食品流通渠道的管理，提高食品保鲜质量，建立合理的流通体系。

⑧ 加强对食物生产、食品流通、食品工业、营养与健康等方面的人才培养及研究机构和科技队伍的建设，同时加强对各类人员的营养知识培训，促进人力资源的开发。

⑨ 加强营养科研事业的建设，特别是营养基础科学研究的建设，重点扶持一批营养和食品工业与流通研究所，增强其开展基础研究和开发新产品、新技术、新工艺的能力，大力推广研究成果和促进技术转让。

⑩ 加强信息工作，促进营养知识尤其是母乳喂养、科学育儿、膳食平衡等知识的宣传和普及。

⑪ 有计划地加强非政府组织机构的参与活动。

四、策略与措施

1. 将营养目标纳入有关法律、法规、政策和计划

① 将有关营养政策列入国家经济和社会发展规划，各级财政部门应视情况给予必要的经费支持。

② 各有关部门的工作计划要体现与本部门工作相关的营养目标和措施。

③ 各地要依据本计划并结合有关部门的工作计划，因地制宜制定具体的营养改善行动计划，将营养目标列入当地经济和社会发展的总体规划。

2. 加强有关营养与食品卫生工作的法制建设

① 认真实施《母乳代用品销售管理办法》。

② 制定《特殊营养食品专用标志管理办法》。

③ 制定《营养标签管理方法》。

④ 制定与营养和公共营养相关领域的法律、法规。

⑤ 制定《婴幼儿食品管理办法》。

⑥ 制定《儿童营养不良防治方案》。

⑦ 进一步完善食品卫生的法律、法规及标准体系。到 2000 年，使我国食品卫生法规接近国际标准。

3. 增加食物生产及改善家庭食物供应

① 农业部门在继续抓紧粮食生产、提高粮食质量的同时，加快发展耗粮少、转化率高的畜、禽和水产品的养殖。到 2000 年，猪肉量占肉类总量的比重为 67%，禽类和牛羊肉的比重分别为 19% 和 12%，水产品人工养殖产量占水产品总产量的比重从目前的 56% 上升到 60% 以上。大力发展豆类产品的生产，并开辟其他增加蛋白质资源的途径。积极促进绿色食品生产，保护农业生态环境。

② 进一步完善国家粮食及农副产品两级储备体系，重点扶持商品粮等生产基地。加强国家对粮、肉、蛋、奶、水产品和蔬菜、水果等食品价格的宏观调控，稳定市场，保障低收入人群及遭受自然灾害地区人群的基本食物供给。

③ 积极发展食品加工业，使加工食品在膳食中的比重由目前的 30% 上升到 40% 左右。

④ 不断改进保鲜和保藏技术，最大限度地减少食物在加工、运输、销售和储藏中的营养损耗。到 2000 年，使粮储技术及鲜肉、鲜菜等储运技术接近或达到国际先进水平。

⑤ 各级人民政府要认真落实国家有关扶贫政策，鼓励贫困地区的干部和群众，发扬自力更生、艰苦奋斗的精神，在国家扶持下，依靠科技进步，开发利用当地资源，合理安排家庭食物生产与消费，解决食物供给。

⑥ 各级人民政府要组织推广科学种植和养殖技术，提高农、牧、渔业产品的产量，丰富家庭食物的品种，提高膳食质量，继续搞好菜篮子工程，丰富城乡农副产品市场。

⑦ 调整酒类产品结构，实现粮食酒向果类酒转变、蒸馏酒向发酵酒转变、高度酒向低度酒转变、普通酒向优质酒转变，在适度满足市场需要的同时，大力节约酿酒用粮。

4. 提高食品和饮用水质量，预防传染性疾病

① 加强食品安全管理，依法严厉打击生产经营假冒伪劣食品的活动，逐步扩大食品卫生监督覆盖率。到 2000 年，餐饮业（街头食品除外）餐具消毒合格率达到 90%。

②完善各类食品生产卫生规范的制定工作并在主要食品行业全面推行。建立健全食品生产经营企业的质量控制与管理体系，在各类食品生产、经营过程中，逐步推广使用危害分析关键控制点（HACCP）系统的方法。对肉类食品生产、储藏、运输和销售的卫生管理与冷链化程度的提高要予以特别重视。到 2000 年，城市肉类食品冷链化程度达到 80%。

③加强对食品餐饮业和食品生产企业的管理，逐步建立并实行营养师（士）制度。

④加强对食品安全与卫生监督检验人员、食品生产经营企业管理人员、从业人员和检验人员的培训，做到合格上岗。

⑤加强对街头食品和卫生合格率较低食品的卫生管理与监督，大幅度降低食物中毒与食源性疾病发病率。到 2000 年，使食品卫生总合格率达到 88%。

⑥促进农业持续发展，减少农药使用量，加强对农药使用的管理与监督，做好农药使用技术培训，降低农作物中的农药残留量。

⑦加强化学品管理，防止或减少有毒化学品对食物的污染。

⑧搞好环境卫生，进一步加快农村改水步伐，保护水源，减少城乡生活饮用水污染，降低水源性传染病的发生。

⑨降低腹泻病死亡率，使 80% 的腹泻病患者能得到口服补液治疗。

5. 提倡母乳喂养，改善儿童营养

①由卫生部门编制母乳喂养、辅助食品添加及婴幼儿科学喂养等方面的培训教材和健康教育材料，对卫生保健人员进行培训并通过他们对社会和婴幼儿家长进行健康教育。

②推进爱婴医院计划，在所有医院的产科和家庭接生中推行母乳喂养。

③提倡科学的家庭化辅助食品的制作，防治 5 岁以下儿童营养不良和缺铁性贫血。

④有计划、有步骤地普及学生营养午餐。

⑤食品工业部门要加强对断奶食品、儿童营养食品、强化食品及学生食品的开发和生产，卫生部门要加强对这些食品的卫生监督和对婴幼儿配方食品及自制食品的监督指导。

6. 预防微量营养素缺乏症

①卫生部门要针对人群微量营养素缺乏情况，提出相应的防治措施和建议。

②制定微量营养素缺乏病防治规划。

③落实全民食盐加碘措施。

④食品工业生产和加工部门要适应广大消费者需求，发展具有优势的营养强化食品和粮食加工品。居民家庭菜园应大力提倡种植富含微量营养素的蔬菜。

⑤对 3 岁以下儿童实施补充维生素 A 的干预措施，由卫生部门在试点基础上扩大实施范围。

⑥ 加强防治儿童佝偻病。

7. 保护处于困难条件下的人群

① 采取有效行动，保障遭受自然灾害人群的食物供应。

② 对老年人营养予以足够重视。供应营养丰富的膳食并宣传健康的生活方式，以满足不同年龄段和不同健康状态人群的需要，预防慢性非传染性疾病和降低营养缺乏性疾病的发生。

③ 有关部门制定帮助残疾人改善营养的计划。

8. 加强营养人才培训及营养教育

① 加速培训营养人才，在办好正规的高等和中等医学院校有关营养类专业教育的同时，通过各种形式发展营养学教育，逐步在农业、轻工、商业、粮食等院校开设有关营养科学课程。

② 加强培训在职营养专业人员，制定培训计划和作出相应的规定，使营养人才得到合理的使用。

③ 有计划地对从事农业、商业、粮食、轻工、计划等部门的有关人员进行营养知识培训。

④ 将营养知识纳入中小学的教育内容。教学计划要安排一定课时的营养知识教育，使学生懂得平衡膳食的原则，培养良好的饮食习惯，提高自我保健能力。

⑤ 将营养工作内容纳入到初级卫生保健服务中，提高初级卫生保健人员的营养知识水平，并通过他们指导居民因地制宜、合理利用当地食物资源改善营养状况。

⑥ 利用各种宣传媒介，广泛开展群众性的营养宣传教育活动，推荐合理的膳食模式和健康的生活方式，纠正不良饮食习惯。

9. 评估、分析和监测

① 在现有卫生防疫机构内，设立营养监测系统和营养监测与信息中心，所需人员内部调剂解决，完善营养调查和评估制度，为制定政策提供依据。

② 各地根据具体情况，将营养指标纳入本地区经济发展统计指标体系。

③ 卫生部和国家统计局在做好年度监测的同时，每 5 年和每 10 年分别组织一次全国中等规模的营养抽样调查和较大规模的抽样调查或普查。

五、组织与领导

① 国家计委、国家教委、国家科委、民政部、财政部、农业部、国内贸易部、对外贸易经济合作部、广播电影电视部、卫生部、国家统计局、国家工商行政管理局、中国轻工总会、中华全国供销合作总社、国家技术监督局、国务院扶贫开发领导小组办公室、中华全国妇女联合会等单位协同组织实施本计划。卫生部负责日常管理工作。

② 国家食物与营养咨询委员会负责提供信息、建议，供有关方面实施本计划参考。

③ 各级人民政府负责组织实施当地的营养改善行动计划。

④ 各部门负责组织实施本部门工作计划并检查执行效果。

⑤ 进一步加强与联合国开发计划署、联合国粮食及农业组织、世界卫生组织、联合国儿童基金会、世界银行、世界粮食计划署等有关国际机构的合作，将国际营养大会的后续行动与我国目前正在执行的有关项目相结合，争取国际上的技术和经济援助。

附录二　国家"学生饮用奶计划"暂行管理办法

第一章　总　　则

第一条　为改善我国中小学生的营养状况，以利青少年健康成长，决定实施以在校中小学生为主的国家"学生饮用奶计划"。为使这项计划顺利实施，并纳入规范化、法制化管理的轨道，特制定本办法。

第二条　本办法所称"学生饮用奶"，系指由国家有关部门认定的定点企业生产、符合国家标准、专供中小学生饮用的灭菌牛奶。学生饮用奶必须符合"安全、营养、方便、价廉"的基本要求。

第三条　实施"学生饮用奶计划"，必须坚持"统一部署、规范管理、严格把关、确保质量"的工作方针，各有关部门要密切配合、精心组织、各司其责、严格监管。通过政府、企业、学校和全社会的共同努力，在试点基础上逐步扩大推广，积极稳妥地把这项工作抓实抓好。

第四条　严格贯彻执行《中华人民共和国食品卫生法》、《中华人民共和国产品质量法》、《中华人民共和国消费者权益保护法》以及其他相关法律法规，并按照社会主义市场经济的原则和机制进行管理与运作。

第二章　生产企业

第五条　对学生饮用奶定点生产企业实行资格认定制度。从事学生饮用奶生产的企业，必须具备以下基本条件：

① 有稳定、优质的鲜奶原料基地，奶牛饲养达到规范化要求，卫生防疫体系健全；

② 有符合相应规范要求的生产工艺和设备条件；

③ 有健全完善的经营管理制度和质量保证体系；

④ 有必备的检验仪器设备和素质良好的专职检验人员；

⑤ 有稳定的产品质量，未发生过重大产品质量事故；

⑥ 有完善的、高效的配送和服务系统。

第六条　凡申报从事学生饮用奶生产的企业，必须填写"学生饮用奶定点生产企业申请表"，向实施"学生饮用奶计划"城市的学生饮用奶工作机构进行申报，同时提供企业法人营业执照、乳品生产卫生许可证、试生产的学生饮用奶样品及质量与卫生检验报告、企业综合情况等材料。经初审，上报国家"学生饮用奶计划"办公室进行复审，必要时派专家组实地调查和评估。凡当地无学生饮用奶工作机构的，企业可直接向国家"学生饮用奶计划"办公室申报。符合学生饮用奶生产条件的企业，经农业部、教育部、国家质量技术监督局、国家轻工业局共同认定，方可取得供奶资格，有效期为三年。

第七条 凡取得供奶资格的企业，授予"中国学生饮用奶定点生产企业"证书和标牌，准予使用中国学生饮用奶标志，并统一公告。

第八条 定点企业必须建立起一套完善、科学的管理制度，努力提高生产效率、降低成本，并指定专人负责，定期检查执行情况，及时解决存在的问题，确保学生饮用奶的质量。

第九条 定点企业要坚持科技兴奶，形成规模化的原料生产、加工与配送一条龙的产业化经营体系。

第三章 质量监督与价格管理

第十条 学生饮用奶的质量及其标识应执行国家标准 GB 5408.2—1999《灭菌乳》和 GB 7718—1994《食品标签通用标准》的规定，但应采用符合 GB/T 6914—1986《生鲜牛乳收购标准》规定的原奶生产，不得用复原乳生产。每份奶的单件包装净含量应采用 180ml、200ml、250ml 等规格，净含量负偏差符合国家规定。在包装盒（袋）上印制统一标志，并注明"不准在市场销售"字样。

第十一条 定点企业必须按照质量标准，对所生产的每批产品进行质量检验，并提出规范化检测报告，同时建立产品质量档案，对每批受检产品进行留样封存，以备待查。

第十二条 定点企业必须依法接受当地的卫生、质量技术监督等部门的监督管理，产品卫生和质量不合格的，有关执法部门应责令其停产整顿，限期达标。

第十三条 学生饮用奶的价格按保本微利的原则核定。有条件的城市可由政府适当补贴，使学生饮用奶的价格水平低于当地市场同类同质产品。

第十四条 有关管理部门对定点企业申报认定、标志使用及质量监督均不向企业收取费用。

第四章 学校准入与配送

第十五条 "学生饮用奶计划"在地方的组织实施由当地人民政府全面负责，当地教育部门负责在学校的实施与落实。根据奶业生产发展状况和近期内可能提供学生饮用奶的数量，可先选择一部分后勤服务、交通等条件较好的学校，批准加入实施"学生饮用奶计划"行列，并向上一级行政管理部门备案。随着奶业发展和学校条件的改善，可逐步扩大实施范围。

第十六条 实施"学生饮用奶计划"的学校，按照当地"学生饮用奶计划"工作机构的安排在定点企业中进行招标，自主选定供奶企业，并签订供货合同，明确双方的权利与义务。

第十七条 学生饮用奶应由定点企业组织专人专车按供货合同向学校直接配送。必要时企业可以在学校集中的区域或规模较大的学校设立学生饮用奶配送站（点），以提高配送效率。鼓励具有集团优势的定点企业跨城市、跨地区向学校供奶。

第十八条 学校应做好学生饮用奶的营养健康知识宣传教育工作。要采用各种适当形式向师生及家长进行宣传教育，学生饮用奶应坚持学校引导、学生自愿的原则，对家庭经济困难的学生，可采取多种方法给予帮助。

第十九条 学校要加强并完善对学生饮用奶的管理工作，制定必要的制度，对牛奶分发、饮奶时间、奶费收缴、饮后包装物的统一收集和处理作出规定。有关学生饮用奶在学校储藏、保管、发送中发生的费用由企业承担，但需由当地教育部门商物价部门统一核定。不允许学校在核定的价格之外任意加价或收取其他费用。

第二十条 凡实施"学生饮用奶计划"的学校，学生课间或午餐，只组织学生饮用定点企业生产的学生饮用奶。

第五章 法律责任

第二十一条 违反本办法的规定，生产和向学校配送不符合国家卫生和质量标准的学生饮用奶造成中毒事故或其他食源性疾病的定点生产企业，除按有关法律、法规进行处罚外，取消学生饮用奶定点生产企业资格，撤销其学生饮用奶标志的使用权，并予以公告。

第二十二条 违反本办法规定，未取得学生饮用奶定点生产企业资格，擅自使用学生饮用奶标志的，由当地质量技术监督部门予以制止。

第二十三条 学校不得定购和组织学生饮用奶非定点企业产品。由于学校管理不善或工作失职，造成集体安全卫生事故，由教育行政主管部门对有关责任人员给予处分。造成严重后果的，应依法追究责任。

第六章 附 则

第二十四条 凡生产、配送、组织消费学生饮用奶的单位或个人，必须遵守本办法。

第二十五条 本办法由国家"学生饮用奶计划"部际协调小组办公室负责解释。

第二十六条 本办法自发布之日起执行。

参 考 文 献

[1] 陈昭妃. 营养免疫学. 中国社会出版社，2004.

[2] 刘志礼. 营养的科学. 南京：江苏科学技术出版社，2000.

[3] 杨淑蕙，李箐蓉. 维生素全书. 汕头：汕头大学出版社，2004.

[4] 靳国章. 食品营养与卫生. 北京：中国旅游出版社，2004.

[5] 陈炳卿. 营养与食品卫生学. 北京：人民卫生出版社，1997.

[6] Ekhard E Zoegler，闻芝梅，陈君石. 现代营养学. 北京：人民卫生出版社，1998.

[7] 何志谦. 人类营养学. 北京：人民卫生出版社，1998.

[8] 刘志皋. 食品营养学. 北京：中国轻工业出版社，1991.

[9] 王昕，李建桥，吕子珍. 饮食健康与食品文化. 北京：化学工业出版社，2003.

[10] 王尔茂. 食品营养与卫生. 北京：科学出版社，2004.

[11] 刘海玲. 饮食营养与健康. 北京：化学工业出版社，2004.

[12] 李静. 人体营养与社会营养学. 北京：中国轻工业出版社，1993.

[13] 中国营养学会. 中国居民膳食营养参考摄入量. 北京：中国轻工业出版社，2001.

[14] 蒋建平，葛存洁，孙树侠. 于若木营养理念与实践.《中国教育报》，2004-4-12（第8版）.

[15] 中国食物与营养发展纲要（2001～2010）. 中国食物与营养，2001，(6)：5～10.

[16] 中国营养改善行动计划. 营养学报，1998，(2)：121～126.

[17] 孙远明. 食品营养学. 北京：科学出版社，2006.

[18] 什么是营养补充剂. 中国早教网，2006，3.

[19] 周海春，柴巍中. 全面小康阶段食物消费与食品产业全面升级. 中国食品报《营养产业》专版，2007-03-09.

[20] 王薇. 我国食品生产与消费概况. 中国公众营养网，2003-11-15.

[21] 李宁，郑颖. 营养成分摄入量失衡，福州癌症死亡率偏高. 东南快报，2006-08-02.

[22] 中华人民共和国卫生部，中华人民共和国科学技术部，中华人民共和国国家统计局. 中国居民营养与健康现状.

http://news. xinhuanet. com/video/2004-10/12/content_2080855. htm，2004-10-12.

[23] 卢良恕. 2001～2010年中国食物与营养发展纲要.

http://finance. sina. com. cn，2001-12-06.

[24] 陈仁惇. 营养保健食品. 北京：中国轻工业出版社，2001.

[25] 王尔茂. 食品营养与卫生. 北京：中国轻工业出版社，1995.

[26] 高宪枫，郑建仙. 论钙的营养与强化. 食品与发酵工业，1999，25 (4).

[27] 魏新军. 食品营养与卫生学. 北京：中国农业出版社，2001.

[28] 冯磊. 烹饪营养学. 北京：高等教育出版社，2003.

[29] 劳动和社会保障部中国就业培训技术指导中心，劳动和社会保障部教育培训中心组织编写. 营养配餐员. 北京：中国劳动社会保障出版社，2002.

[30] 刘国芸. 饮食营养与卫生. 北京：中国商业出版社. 1995.

[31] 蒋建基，杨秀科. 食品营养与卫生. 北京：高等教育出版社，1995.

[32] 吕莹. 营养与食品卫生学. 开封：河南大学出版社，1999.

[33] 彭景. 烹饪营养学. 北京：中国轻工业出版社，2000.

［34］ 李晓光. 食品营养与保健. 西安：西安出版社，2002.

［35］ 吕永林，李杰，张留安. 温度对胶原蛋白品质的影响. 肉类工业，1998，第 8 期

［36］ 天津轻工业学院，无锡轻工业学院合编. 食品生物化学. 北京：轻工业出版社，1991

［37］ 阚建全. 食品化学. 北京：中国农业大学出版社，2002.